這樣預防，40歲以後不用跑醫院

40歳からの
予防医学

日本名醫最強「預防醫學」聖經！
74個不生病終極秘訣！

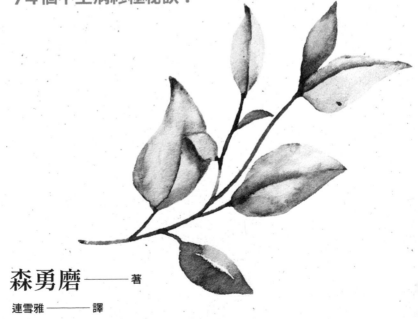

森勇磨——著

連雪雅——譯

前言

任何人過了40歲都會生病

「我以為自己應該沒問題。」

我不止一次聽到患者後悔地這麼說。

過了40歲，人難免避不了癌症、糖尿病、腎臟病這些疾病。

日本國立癌症中心的資料顯示，40至49歲的癌症患者數是30至39歲的三倍以上（二〇一八年※1）。當然，隨著年齡增長，50多歲、60多歲的癌症患者數會不斷增加。

據說日本的糖尿病患者約一千萬人，糖尿病前期患者約一千萬人※2。可說相當於每六位國民之中就有一人是「糖尿病或糖尿病前期患者」。「前期患者」聽起來似乎不嚴重，但那是身體已經受損的狀態。糖尿病起初不會有明顯的症狀，放任不管的話，血管或神經會出現障礙，到頭來必須進行透析（洗腎）。

腎臟病、高血壓、高脂血症等生活習慣病也是如此，等到出現明顯症狀往往「為時已晚」。

- 您知道癌症或糖尿病的「初期症狀」嗎？
- 您知道健檢結果的「各種數值的意思」嗎？
- 您知道經科學證實「對身體有害」的食物是什麼嗎？

在人生百年的時代，健康才是最大資產。無論有多充裕的金錢或時間，身體不健康就沒有任何意義。

日本人的「照護、久病臥床」期間約十年

預防醫學是指「延長健康預期壽命的想法」，近年來「健康預期壽命」越來越受到重視。

健康預期壽命（healthy life expectancy）是指，WHO（世界衛生組織）在二〇〇〇年提倡的「能夠自立生活的期間」。

這是「預期壽命（life expectancy，又稱平均餘命）」減去「久病臥床或失智症等照護狀態的期間」算出的數字，健康預期壽命越長，可說是「壽命品質越高」。本書將介紹能夠盡可能延長「健康預期壽命」的知識與習慣。

參考二〇一九年厚生勞動省的資料，日本男性的預期壽命是81.41歲，健康預期壽命是72.68歲；女性的預期壽命是87.45歲，健康預期壽命是75.38歲※3。

這麼說來，男性約是8.73年過著輪椅生活或接受照護，女性則是12.07年。盡可能縮短這個期間是本書的目的。

然而，被問到「不生病的正確知識普及率是多少？」這個問題時，身為醫師感到很洩氣。

醫師看到的「悲觀現實」

現在的醫學資訊實在太多，遺憾的是，「正確資訊」和「錯誤資訊」混雜，就連我工作過的急救單位也曾經出現這些情況：

- 不知道運動飲料或能量飲料含有大量糖分，喝太多而罹患重度糖尿病的人。
- 忽視心衰竭的初期症狀，結果肺積水，必須立刻安裝人工呼吸器，否則數十分鐘內會死亡的急救患者。
- 不接受癌症篩檢，迷信沒有根據的民間療法，忽視「體重驟減」或「血便」的症狀，最後以癌症末期的狀態就醫的患者。

許多人因為沒有在醫院「外」做到能夠做的事，人生發生驟變。

「在醫院外也有能夠做到的事不是嗎？」

基於這樣的想法，身為被稱作「預防醫學實務家」的職醫，我透過YouTube等社群網站傳達預防醫學的資訊。

慶幸的是，我的頻道訂閱人數超過二十七萬人，讓我以「預防醫學專門資訊傳達者」的身分擁有日本第一的佳績。

與訂閱者互動的過程中得到了許多留言，像是：

「癌症奪走我的家人，真想早點看到這個影片。」

「因為沒錢沒辦法去醫院，看了這個影片，我要好好留意飲食和運動。」

「因為腦溢血，右半身失去功能，早點知道這個頻道該有多好。」

「能夠仔細聽到家庭醫師沒說的事，獲益良多。」

「理解身體的機制，讓我開始正視自己的身體。」

於是，我深切感受到現在的日本很難得到正確的醫療資訊。

「生病之後」去醫院很方便，國民健保減輕醫療費用的負擔等，日本的醫療制度是世界等級優秀。

可是，「生病之前」的預防醫學管道並不健全，存在著許多課題。
遺憾的是，現在的日本並未充分發揮讓每個人不生病的作用。
正因為如此，我認為要讓多一點人了解正確的醫療資訊，對傳達的內容有所堅持，持續用心斟酌表達方式。

不要盲目相信「證據」，以人生的滿意度為優先

近年，「實證醫學」EBM（Evidence Based Medicine）的需求升高。
可是，正確的知識只是享受人生的「手段」，我不主張「要過百分之百正確知識的生活」。
本書是以敘事醫學NBM（Narrative Based Medicine）這種加入重視每個人的生活或價值觀、背景等的醫療想法，能夠立刻實踐的內容。
身為職醫，我把直接向員工傳達、演講的內容，以及擬定公司方案的經驗也加進本書之中。

圖1　本書的目標

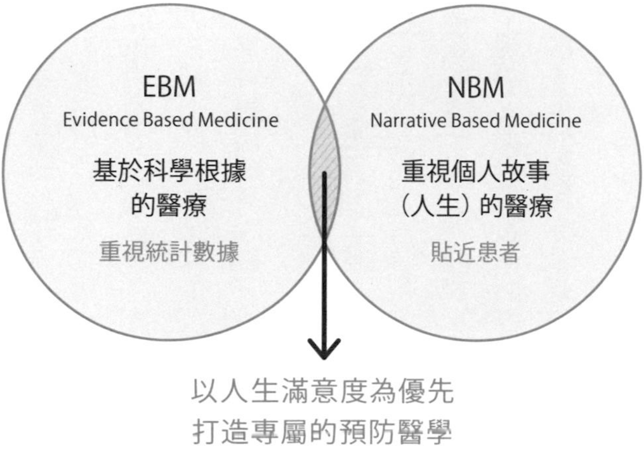

40歲不光是自己，也是留意雙親健康的世代

日常生活對話中，生病或健康的話題變多是在40歲左右。從預防醫學的觀點來看，最好在40歲的時候接受幾項篩檢。

例如「大腸癌篩檢」或「乳癌篩檢」都有出現降低死亡率的資料，最好接受檢查。而且超過40歲，「雙親的照護」也頻頻成為話題。

雙親超過65歲，免疫功能衰退，肌力或骨骼變得衰弱，只要一次的感染或跌倒骨折，生活品質（QOL）就會明顯下降。

關於「延長雙親世代（65歲以上）的健康預期壽命」、「避免成為照護、久病臥床狀態的知識」，書中也有詳細說明，請和父母一起分享本書。

此外，也介紹了「不生病的」飲食與生活習慣、「盡早發現疾病」的健檢、接受癌症篩檢的方法、「生病之後」的心理準備及預防復發。這些都是根據國內外的優質論文彙整而成的「正確的科學資訊」。

至於文中註解（※）的出處請從P311的網址進行確認。

守護自己與你重視的人

本書並非讀了馬上就能實際感受到效果的內容，因為預防醫學沒有讓現在的你立刻變幸福的「由零轉正」的神奇效力。

但對於未來的你和你重視的人，具有極大力量能夠避免變得不幸，「不會由零轉負」。

我最大的心願是讓多一點在晚年能夠覺得「沒有生大病，人生挺幸福」。

在人類預期壽命延長的現今，延長「健康預期壽命」的預防醫學對所有人可說是必備的知識學問。

這是我的第一本著作，衷心期盼讀了本書的人，能夠延長健康預期壽命，過著沒有遺憾的人生。我向各位保證會將自己所有的知識毫無保留公開在本書中。

職醫暨內科醫師，Preventive Room股份有限公司代表　森勇磨

二〇二一年九月

PROLOGUE

癌症、糖尿病、高血壓

面對疾病時的「三大觀點」

過了40歲，癌症、糖尿病、高血壓等疾病變得貼近你我的日常生活。在這個人生百年的時代，以「自己總有一天也會罹患這些疾病」為前提，達到預防疾病，早期發現、治療的保養成為不可或缺之事。

預防醫學概分為「初級預防」、「二級預防」和「三級預防」三類。

初級預防聚焦在「不生病」這一點。

例如，減少攝取已被證實會提高罹癌風險的食物，貫徹可延長壽命的適當生活習慣，降低生病的可能性，這些稱為「初級預防」，接種疫苗也包含在內。

不少人每年都會接種流感疫苗，有些疫苗是年過40歲的中高年或65歲之後的高齡者建議施打的疫苗。

圖2 透過3大觀點進行預防

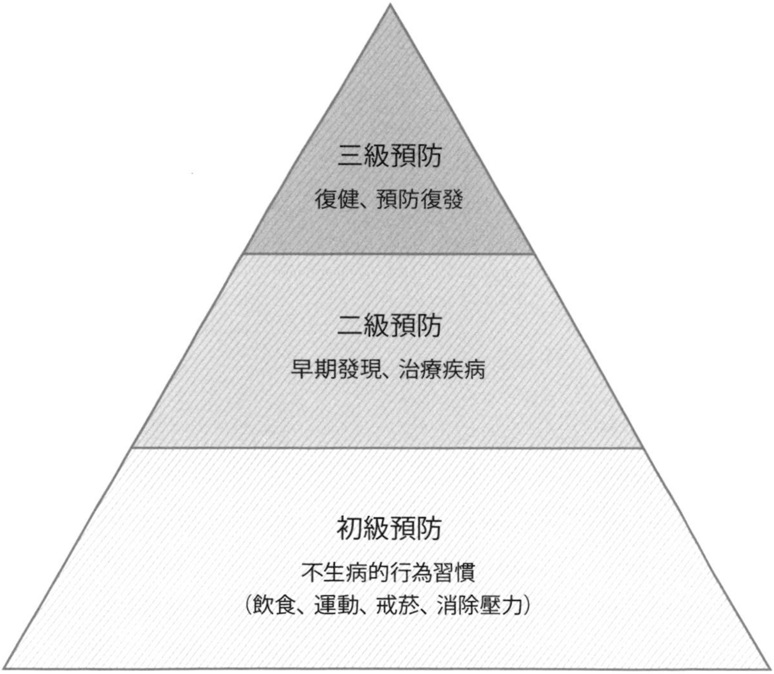

癌症、糖尿病、高血壓等
任何疾病都能透過3大觀點進行預防。

因為「不生病」是最終目標，初級預防成為一切的基礎。

接著是二級預防，聚焦在「疾病的早期發現」。

- 健檢結果被告知有糖尿病、高脂血症等生活習慣病，立刻應對。
- 接受癌症篩檢，致力於早期發現。
- 盡早發現骨質疏鬆症或憂鬱症，採取適當的對策。

這些相當於二級預防。

最後的三級預防聚焦在「預防疾病復發或復健」。因為癌症、糖尿病、腦梗塞等重病導致身體功能衰退，透過復健慢慢恢復原狀，這也納入預防醫學。即使罹患重病，重新正視自己的身體，讓剩下的人生過得有意義的知識或行為習慣也包含在內。

本書是以全面介紹預防醫學的初級~三級預防的精華構成。

第一章是人生百年時代守護「健康資產」的方法。

第二章是血液檢查等各種篩檢。

第三章是從初級預防、二級預防的觀點說明抗癌重點，早期發現異狀，採取適當對策。

第四章聚焦在飲食，選擇有益身體的食物及飲品，養成少吃不良食品的習慣。

第五章是根據科學資料嚴選的健康生活習慣。

第六章聚焦在心理療護，介紹建設健全心理的方法與立刻應對「狀況不佳的警訊」的方法，當人生變得漫長，快樂的事也會變多，當然辛苦也會隨之增加。必須養成「克服人生百年時代的波折的心理」。

最後的第七章是三級預防，針對「病後」不讓疾病惡化的應對方法和心理準備進行說明。

各位可以從有興趣的內容開始閱讀，讓我們一起延長健康預期壽命，度過充實的人生吧！

這樣預防，40歲以後不用跑醫院

目次

CHAPTER 2

血液、尿液、內臟器官的警訊千萬別錯過！

CHAPTER 4

延長健康預期壽命的最強飲食術

CHAPTER 5

科學認證的遠離疾病的生活習慣

PREVENTIVE MEDICINE

CHAPTER 1

人生百年時代的健康戰略

據說日本人的預期壽命總有一天會超過百歲。但疏於關心身體，在40、50歲的時候罹患重病，人生後半段會變得艱辛痛苦。「健康」才是最大的資產。

PREVENTIVE MEDICINE

01

健康才是最大的資產，別為了工作丟掉性命

一九六〇年代，日本人的預期壽命約60至70歲，但根據內閣府提出的《高齡社會白皮書》，二〇六五年男性的預期壽命推測為84.95歲，女性竟高達91.35歲※[1]。

為了因應壽命的延長，有人提出「退休年齡延長至75歲」的法案，相信對今後的工作型態也會造成很大的影響。

在這樣的狀況下，我們必須盡快重新學習的是關於「健康」的知識。即使有充裕的錢財、時間或工作能力，沒有「健康」的身體就無法充分活用。

考慮到今後預想的高齡社會，比起眼前的工作，「打造能夠工作到70、80歲的健康身體」是更重要的事。

你是否拚了命地工作呢？

30、40歲年輕力壯的時候，只要做好眼前的工作或許就能獲得好評。

可是，過度操勞身體，那可說是「把命賣給公司」。

從事職醫這份工作，我見過許多健檢結果出現「高血壓，需要就診」卻仍以工作為優先不就醫的30、40歲青壯年。

「有時間的話我會去……」

「我最近有點忙……」

於是，動脈硬化（動脈壁變厚變硬，作用變差的狀態）悄悄惡化，過了50歲，血管阻塞，引發腦梗塞，然後半身麻痺或久病臥床的人不在少數。

公司不會守護你的健康。

儘管致力於「健康管理」，試圖守護員工健康的企業逐漸增加，結果多是淪為形式化。

因此，「自己的身體靠自己守護」是很重要的事。

多數的重病無症狀

健檢結果被指出有異常的情況，多數是無症狀。

如前言所述，糖尿病起初也是無症狀，放任不管會引發各種併發症，對血管或神經造成傷害，導致視力模糊，因神經障礙，手腳麻痺失去知覺。更加惡化的話，最後可能會面臨心肌梗塞或腦梗塞，必須進行透析（洗腎）的狀態。

癌症也是如此，不接受篩檢，對症狀置之不理，癌細胞會轉移或擴大範圍，變成無法動手術的狀態，結果必須使用副作用強烈的抗癌藥或進行放射線治療。

既然人類的壽命延長，不盡早採取對策可能會演變成「一半的人生過著不自由的生活」。

學習預防醫學的知識，多關心自己的身體。

PREVENTIVE MEDICINE

02

日本人的「健康素養」是全球最低，自己的身體靠自己守護

各位聽過「健康素養」嗎？

這是指「仔細斟酌關於健康或醫療的資訊，進行選擇取捨的能力」。日本人的健康素養被視為全球「極低」的程度。

在針對一千位日本人進行「健康素養評分問答表」的研究，比起歐洲的八個國家，日本的分數是最低※2。

而且，還出現「比起越南、馬來西亞、印尼等東南亞國家，日本人的健康素養相當差」這樣的結果※3，日本人的健康素養在調查資料中屬於「全球最低」。

根據WHO（世界衛生組織）的統計，新加坡的預期壽命雖然比日本短，「預期壽命－健康預期壽命」的差距比日本短，不健康狀態的生活期間也是全球最短※4。

據說這和新加坡的「社會保障制度」有關，新加坡會從個人薪資自動提撥一部分當作「老後生病使用的資金」儲存於帳戶，從那個帳戶籌措醫療費。

也就是說，在新加坡「凡事靠自己」的風潮強盛。

因此，為了不要生病，每個人都很關注自己的健康，藉著提高健康素養，達到延長健康預期壽命。這點相當值得日本人學習。

日本的醫療體制在世界上是非常完善，可說是優秀的頂級水準。遺憾的是，這樣的狀況並未活用。

接受癌症篩檢的「兩人之中一人」

從癌症篩檢這件事來看，美國竟然多達約八成的國民有接受篩檢，但日本的受檢率約四～五成※5。

根據二〇一四年度的輿論調查，不接受篩檢的理由之中，「因為沒時間」、「因為費用高」占最多，但人類真的覺得有必要的時候，一定會騰出時間。與其說是因為沒時間，應該是「不想刻意花時間去做篩檢」。說到費用，幾乎不超過兩千日圓，有些自治單位也會分發免費折價券。「費用高只是一般的誤解」。

以醫師的立場來看，不接受便宜又能降低死亡率，具有明確證據的癌症篩檢是非常高風險的事，也是很可惜的選擇。

儘管日本的「預期壽命」是全球第一，必須更加活用優沃的醫療資源，選擇適當的醫療資訊。

PREVENTIVE MEDICINE

03

預防醫學在日本不普遍的理由，
只說「理所當然」的事——醫師的真心話

到醫院，醫師會花時間告訴你「要使用怎樣的藥物」、「採取怎樣的治療方針」，卻很少說明在家如何應對或注意事項。

「因為被建議去看醫生就去了醫院，可是沒有從醫生得到有益的建議，結果搞得心裡很悶。」

「醫生只會說『多注意飲食和運動』這種理所當然的話。」

從事職醫工作的過程中，我經常聽到這類的抱怨。

基本上，醫師學習的是「能夠在醫院內進行的事」，那就是診斷疾病、開立藥物處方等，學習飲食或運動等預防醫學知識的機會並不多。也就是說，因為缺乏知識，無法給予具體建議。醫學的進展日新月異，光是學習新的藥物或治療方法已經耗費龐大心力，實在沒有餘力學習預防醫學。

在日本，「生病之前的」預防醫學管道尚不健全，在世界上也是落後的程度。

「就算去醫院也得不到多大的幫助。」

「覺得不值得花時間去醫院，所以不去。」

這也難怪許多人會有這樣的想法。

本書只精選真正有幫助的資訊

一般人煩惱的是「健檢結果有點糟」、「總覺得身體狀況不太好」這些微妙的不適。

請各位放心，其實以科學證據來思考，「應該注意的重點」、「為了預防能夠做的事」有限，而且非常簡單。不必花錢做健檢或刻意買「對身體有益」的高級食材。

請各位好好閱讀本書，學會「高CP值的預防醫學」。

PREVENTIVE MEDICINE

CHAPTER 2

血液、尿液、內臟器官的警訊千萬別錯過！

各位是否正確理解每年健檢報告的結果呢？別錯過來自血液、尿液、內臟器官的警訊。本章統整了各種篩檢的「絕對必知重點」。

PREVENTIVE MEDICINE

04

絕對必知的「血壓的超基礎知識」，導致心肌梗塞或腎臟病的高血壓

據說超過40歲的日本人，近半數都會罹患高血壓※1。從醫師的角度來看，有高血壓的人就像是抱著「限時炸彈」。

放任高血壓不管，血管壁會受損，動脈硬化惡化，提高罹患心肌梗塞、腦溢血、主動脈剝離、動脈瘤破裂等危及性命的重病的風險。也會讓腎臟功能下降。

高血壓是招致所有重病的可怕生活習慣病。

不過，「血壓高是怎樣的狀態呢？」。各位還記得國中理化學習「電」的「歐姆定律」嗎？「電壓（V）＝電流（I）×電阻（R）」這個公式也可套用於血壓，替換成「血壓（V）＝血流量（I）×血管阻力（R）」。

經常會聽到「鹽分攝取過量導致血壓上升」，這是因為鹽分所含的「鈉」會吸水，水分被帶進血管內，「血流量（I）」增加，血壓自然上升。

此外，因為糖尿病、高脂血症導致動脈硬化惡化時，血管會變硬變細，使得「血管阻力（R）」變強，血壓上升。這就是血壓上升的機制。

過了40歲一定要買血壓計

「測量血壓」很重要。應該不少人用澡堂或溫泉會館的血壓計量過血壓，但那麼做是沒意義的事。因為泡過熱水後，全身的血管會「擴張」。

當血管擴張，「血管阻力（R）」會變弱，血壓會降得比原本低。因為泡完澡測量的血壓會比原本低，延誤發現高血壓的情況並不罕見。反之，有些情況是會比原本的血壓高，那就是「在醫院測量的血壓」。

「穿著白袍很有威嚴的醫師，說不定會宣告我生了什麼病……」

醫院是具備令人感到情緒不安因素的非日常空間，只有在醫院測量時血壓會上升的現象，在醫學用語稱為「白袍高血壓」。

圖3 高血壓有何問題？

正常血壓

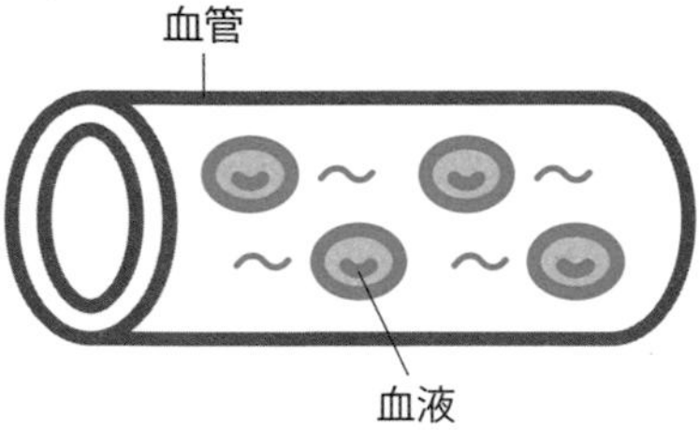

血流順暢

高血壓

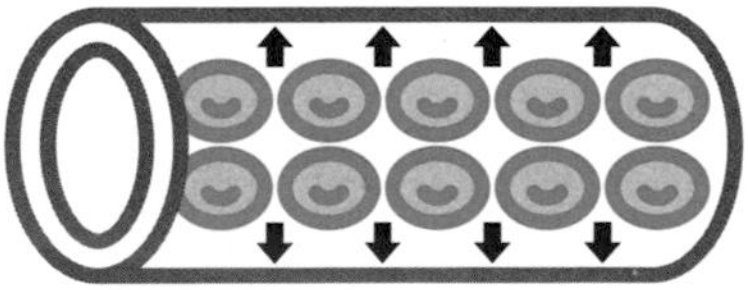

血流量增加，
擠壓血管的力量變強。

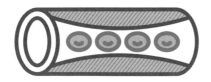

血管壁變厚變硬，
血流變得不順暢（動脈硬化）。
導致腎臟功能下降或腦溢血。

白袍高血壓顯示「可能有長期性罹患心肌梗塞等疾病的風險」※2，也有資料指出轉移至持續性高血壓的風險會提高約三倍必須留意※3，這可視為高血壓的前兆狀態。

反應最正確數值的不是澡堂或醫院，而是在家中測量的血壓。血壓不會瞬間飆升危害身體，持續的慢性高血壓狀態會緩慢地傷害血管壁。因此，在最能保持平靜狀態的家中測量血壓是不可或缺的事。

過了40歲，每個月量一次即可，請養成在家量血壓的習慣。即使得了高血壓也能盡早處理，成為維持關注健康的契機。

PREVENTIVE MEDICINE

05

上壓維持在120以下，改變高血壓基準的「全球性分析」

「我不太清楚高血壓的基準」、「血壓多高是有問題呢？」，我常聽到有人這麼說。

醫學用語上，上壓稱為「收縮壓」，下壓稱為「舒張壓」，收縮壓是從心臟將血液送往全身時的血壓，舒張壓是從全身將血液送回心臟時的血壓。

動脈會隨著年齡增長而變硬，使得血液從心臟送往全身時的「阻力」增加，讓上壓變高。此外，動脈變硬，血管失去彈力，送往全身的血液就會減少。因此，送回心臟的血液也會減少。年紀大了，下壓會有下降的傾向。

也有資料顯示「比起下壓，降低上壓更能有效降低心臟病的風險」※4。基本上只要注意上壓即可。在美國，高血壓的基準已修改為下頁圖4所示。美國心

圖4 高血壓的基準

	上壓		下壓
正常血壓	未達120mmHg	及	未達80mmHg
血壓升高	120～129mmHg	及	未達80mmHg
第一期高血壓	130～139mmHg	或	80～89mmHg
第二期高血壓	140mmHg 以上	或	90mmHg 以上

臟病學組織（AHA）二〇一七制定這個基準的補充如下：

- 120以上→血壓略高，透過改善生活習慣，達到不滿120
- 130以上→這是「高血壓」，透過運動與改善飲食降低血壓
- 140以上→必須進行藥物治療

以往的高血壓基準是「上壓140以上」，現在變成130以上。二〇一五年美國波多黎各某設施針對約一萬人進行「SPRINT（收縮壓干預）試驗」，結果是「上壓未達120的人，死亡率或心臟病發病率較低」※5。

另外，二〇一六年醫學期刊《刺胳針》（The Lancet）發表針對約六十一萬人的分析資料顯示「上壓未達130會降低心臟衰竭、腎衰竭、腦中風等疾病的風險」※6。基於這些資料，在二〇一七年更改了高血壓的基準。

針對高血壓的治療，雖然「是否給予藥物」依醫師而異，最好還是不要吃藥，透過改善生活習慣降低血壓。請各位保持「上壓最好未達130，120以下更佳」這樣的想法。

PREVENTIVE MEDICINE

06

HbA1c（糖化血色素）控制在5.6以下，「糖尿病前期患者」的可怕真相

HbA1c是「糖尿病」的相關指標，HbA1c是指「一至兩個月的平均血糖值」。

高血糖的狀態持續，血管會受損，導致動脈硬化，也會提高罹患心肌梗塞或腦梗塞的風險。平均血糖值高，血管在日常生活中處於受損的狀態。

不過，血糖值在一天之中會出現激烈的變化。

例如，飯後血糖值會急速上升，空腹時會下降。採取當場確認的瞬間血糖值與HbA1c的雙重檢測體制，可以早期發現糖尿病。

糖尿病的本質是什麼？

許多人都誤解，糖尿病的本質並非「尿液有許多糖分」，而是「血管受損」。

因此會發生以下的併發症：

- 眼睛周圍的微血管受損，出現「糖尿病網膜病變」的狀態，視力變模糊，看見飛蚊般的異樣物。
- 尿液中的糖分增加，被帶入體內的水分增加，尿量變多，出現頻尿、異常口渴的症狀。
- 持續高血糖的狀態，分解糖分轉換為能量的荷爾蒙「胰島素」無法發揮作用，轉而分解肌肉或脂肪，使得體重減輕。
- 因為神經障礙，出現手腳麻痺，白血球無法發揮原本的作用，變得容易感冒。

麻煩的是，糖尿病沒有惡化到一定的程度不會出現症狀。在不知不覺中，體內的血管或神經逐漸受到殘害，最終血液無法循環，必須面臨截肢的狀況。因此，糖尿病又被稱為「沉默的殺手」。

我們必須仔細留意HbA1c的數值，大致的基準是超過6.5視為「極可能有糖尿病」，5.7～6.4被歸類為糖尿病前期患者。

「糖尿病前期患者」的真相

如「前言」所述，在日本據說約有一千萬名「糖尿病前期患者」。這些人總是不以為意地想「只是前期而已沒關係」、「上了年紀，大家的數值都為變差」。那是大錯特錯的想法，有資料顯示即使沒有罹患糖尿病，符合糖尿病前期患者的資格時，罹患心肌梗塞或腦梗塞的風險就會提高※7。姑且不論糖尿病，身為前期患者，若持續慢性的高血糖狀態，動脈硬化會有逐漸惡化的疑慮。

HbA1c超過5.7的人務必注意，請盡速改善現在的生活習慣。

PREVENTIVE MEDICINE

07

LDL膽固醇160就要注意！罹患心臟病的風險提高2.6倍！

健檢的膽固醇和中性脂肪基準值分別是：

- LDL（壞膽固醇）基準值：未達140mg/dl
- HDL（好膽固醇）基準值：40mg/dl以上
- 三酸甘油酯（中性脂肪）基準值：未達150mg/dl

LDL膽固醇（以下簡稱LDL）被媒體稱為「壞膽固醇」變得廣為人知，但LDL「對身體是必要的存在」。在肝臟製造的膽固醇會成為荷爾蒙的原料，是製造細胞必要的細胞膜不可或缺的元素。

LDL負責搬運這種膽固醇至全身，然而太多的時候就會對身體造成危害。多餘的LDL囤積在血管壁，最終堵住血管，引發心肌梗塞或腦梗塞。腳的血管被血栓塞住，可能必須截肢的「急性動脈阻塞」的風險也會提高。

另一方面，被稱為「好膽固醇」的HDL膽固醇（以下簡稱HDL）是負責將囤積在血管壁的多餘膽固醇回收的「垃圾車」。HDL不足，「垃圾回收能力」下降會對身體造成損害。

針對9000名日本人進行的研究也顯示，HDL未達40mg/dl的人罹患心肌梗塞的風險會提高約2.5倍※8。基於這樣的理由，LDL被稱為「壞膽固醇」，HDL被稱為「好膽固醇」。

順便說個題外話，原本這類的膽固醇異常被稱為「高血脂」，可是有人提出「HDL低才會出問題，高血脂這個名稱不正確」，因此日本動脈硬化學會在二〇〇七年變更名稱為「脂質異常症（＝高脂血症）」。

雖然LDL的基準值是未達140mg/dl，但糖尿病或腎臟病患者的血管容易阻塞，建議控制在未達120mg/dl。

綜合判斷危險度的「吹田分數表」

為了盡可能簡單判斷這樣的個人差異，大阪吹田市根據進行的研究製作出「吹田分數表」這個判斷基準※9。

人類的「血管阻塞風險」不只是膽固醇，還要加上高血壓、遺傳等複合因素。根據年齡、LDL數值、血壓數值等進行計分，判定往後十年內罹患心肌梗塞或腦梗塞可能性有多大，再來決定藥物的處方等治療方式。

項目之中也有「吸菸」，「沒有」是0分，「有」是五分。假設是「LDL數值高、有吸菸習慣的人」，根據吹田分數表的判斷結果，可能「必須投藥」。如果戒菸就能扣五分，就能選擇不吃藥的選項。

服用降膽固醇藥物會導致「肝酵素數值上升」或「引發肌病變」等副作用，所以能夠不吃藥最好別吃。

下載日本動脈硬化學會的「korerisukun（これりすくん）」APP輸入健檢數據就能確認將來罹患心肌梗塞等疾病的風險，各位不妨試一試。

圖5 吹田分數表

風險	變數	分數
①年齡（歲）	35-44	30
	45-54	38
	55-64	45
	65-69	51
	70以上	53
②性別	男性	0
	女性	–7
③吸菸	無	0
	有	5
④血壓（mmHg）	標準血壓　＜120及＜80	–7
	正常血壓　120-129及／或80-84	0
	正常高血壓　130-139及／或85-89	0
	第一期高血壓　140-159及／或90-99	4
	第二期高血壓　160-179及／或100-109	6
⑤HDL-C（mg/dL）	＜40	0
	40-59	–5
	≧60	–6
⑥LDL-C（mg/dL）	＜100	0
	100-139	5
	140-159	7
	160-179	10
	≧180	11
⑦葡萄糖耐受不良※1	無	0
	有	5
⑧早發性冠狀動脈疾病家族史※2	無	0
	有	5
①～⑧的分數合計		分

吹田分數表的得分	10年內的預估冠心病風險	分類
40以下	不到2%	低風險
41-55	不到2-9%	中風險
56以上	9%以上	高風險

※1　是否被診斷為「糖尿病前期患者」或已罹患「糖尿病」

※2　一等親（父母、兄弟姐妹、子女）之中，是否有未滿55歲的男性或未滿65歲的女性罹患冠狀動脈疾病（心肌梗塞等）。

抑制膽固醇數值的上升，「戒菸」、「維持標準體重」、「少吃肥肉、乳製品、蛋黃」、「多吃魚類、大豆製品、蔬菜、水果和海藻」、「一天的食鹽攝取量控制在六公克以下」、「一天的酒精攝取量控制在二十五公克以下」等都是有效的方法。

具體來說，出現怎樣的數值就該去醫院呢？

「超過LDL的基準值（140mg/dl）就要去醫院」，話雖如此，去了醫院可能又會得到「這點程度不需要吃藥，請留意飲食和生活習慣即可」這樣的診斷。

針對膽固醇高的四萬七千名日本人進行風險評估的研究指出，「LDL超過160，罹患心肌梗塞等心臟病的風險是2.6倍，超過180變成5.7倍」※10。因此，建議各位「如果超過160，最好去一趟醫院，超過180請務必就醫」。

中性脂肪也必須注意，中性脂肪數值高，引發「急性胰臟炎」的風險也會提高。腹部或背部出現劇烈疼痛，甚至引發危及性命的可怕併發症。中性脂肪被分解會和「鈣」結合，如果增加太多，和鈣過度結合就會堵住胰臟的微血管，引發「急性胰臟炎」※11。關於急性胰臟炎的風險，有資料指出，中性脂肪超過500就會上升[※12]。

另外，關於心臟病也有論文指出，中性脂肪超過300，風險就會變成約兩倍[※13]。當中性脂肪超過500，務必前往就醫，若是300的階段，最好還是先到醫院就診。

最後總歸一句：

「LDL值160、中性脂肪300：要注意」、「LDL值180、中性脂肪500：必須就診」對照每年的健檢數據，確實判斷自己的罹病風險。

PREVENTIVE MEDICINE

08

尿酸值控制在7以下，
普林攝取量一天400毫克以內！

據說在日本，尿酸過高狀態的「高尿酸血症」超過一千萬人。「尿酸」是指細胞中所含的普林被代謝產生的物質。尿酸對全身造成不良的影響有兩大警訊。

第一是「痛風」，多餘的尿酸在關節內凝固結晶，這被視為異物，於是體內的「警察」白血球會群起攻之，這時候出現發炎症狀，腳的大拇趾或膝蓋等處的關節會變得紅腫，這就是「痛風發作」。發作後會留下瘤狀的「痛風結節（痛風石）」，這會破壞骨骼，是相當可怕的疾病。

第二是「尿路結石」。尿酸值高，如字面所示，尿液偏酸性，尿酸變得不易溶解，產生尿酸結石。這些結石堵住輸尿管會引發極為劇烈的疼痛。

罹患高血壓、糖尿病的風險極高

發生痛風與尿路結石的情況表示尿酸已對體內各種器官造成不良影響。尿酸值高，罹患高血壓、糖尿病等生活習慣病的風險會提高，這是因為沉積在細胞的尿酸會產生導致動脈硬化的「活性氧」，而且結晶在腎臟沉積引起發炎的「痛風腎」，腎臟功能也會下降。

然而，最近卻有這樣的主張：「就算是高尿酸血症，只要沒有症狀未必要吃藥治療」[※14]，理由是「引發內臟器官併發症的原因是尿酸的結晶化，並非尿酸值高」。話雖如此，尿酸值高會提高痛風或尿路結石的風險，必須採取改善生活習慣的對策。

發作風險依數值而異，尿酸值約7的人，五年內的痛風發作率是2%，值約9的人是20%，10以上是30%[※15]。

痛風或尿路結石是「身體的最後警告」，放任不管可能有心肌梗塞或腎衰竭的危險，一旦發作請盡早採取對策。

國外的論文也明確提及「一年發作超過兩次或出現尿路結石，應該服藥治療降低尿酸值」[※16]。

基本上尿酸值高就不是件好事。雖然有人說「尿酸值高，罹患肺癌的風險會下降[※17]」，但其他的負面影響太大，最好還是降低尿酸值。請讓尿酸值降至7以下。

說到普林，就會想到「啤酒」。含酒精的酒類多含有大量的普林，如果喝無酒精飲料就能避免攝取普林。此外，也有資料指出酒精飲料中，葡萄酒比較不會讓尿酸值上升[※18]。至於食材方面，肝臟、肉或魚等富含普林，一天的攝取量建議不要超過400毫克[※19]。

減重也很有效。另有資料指出，咖啡或乳製品、維生素C會降低尿酸值，相當值得一試[※20~22]。

圖6　含有普林的食品

※每100g的含量

多 ↕ 少

極多　(300mg以上)

雞肝、沙丁魚乾、三線雞魚的魚膘、酒蒸鮟鱇魚肝

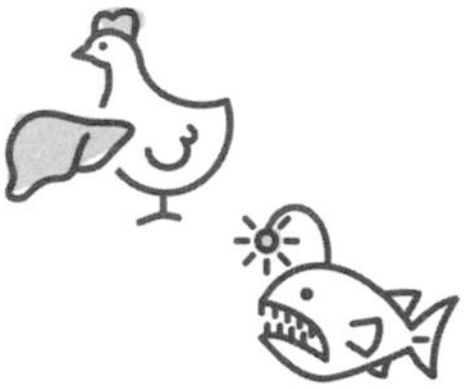

多　(200～300mg)

豬肝、牛肝、鰹魚、沙丁魚、明蝦、竹莢魚乾、秋刀魚乾

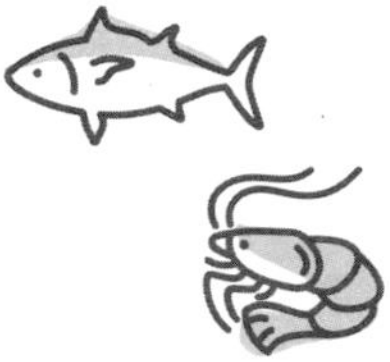

少　(50～100mg)

鰻魚、公魚、豬里肌、豬五花、牛肩胛肉、牛舌、羊肉、無骨火腿、壓製火腿、培根、魚漿製品、菠菜、綠花椰菜

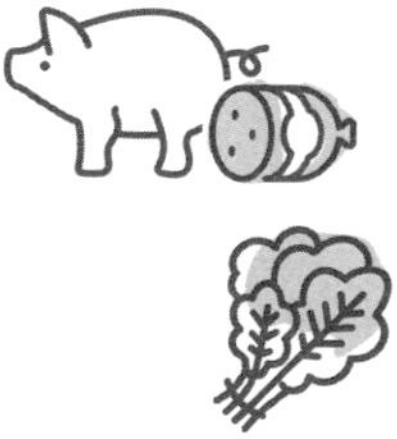

極少　(50mg以下)

鹹牛肉罐頭、魚肉香腸、魚板、竹輪、甜不辣、鯡魚卵、帶膜鮭魚卵、豆腐、牛奶、起司、奶油、雞蛋、玉米、馬鈴薯、地瓜、米、麵包、烏龍麵、蕎麥麵、水果、高麗菜、番茄、胡蘿蔔、白蘿蔔、白菜、海藻類

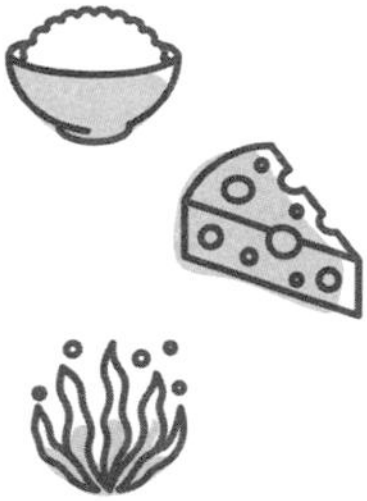

出處：《高尿酸血症、痛風治療指引》

PREVENTIVE MEDICINE

09

雙重檢視「尿蛋白」和「GFR（腎絲球過濾率值）」，早期發現腎臟病的兩大重點

腎臟病是「腎臟功能在未察覺的狀態下衰退的疾病」。

腎臟無法發揮原本的功能，必須進行人工透析（洗腎），生活品質急速下降。雖然會有水腫、倦怠感、喘不過氣等症狀，出現這些症狀往往為時已晚。

早期發現腎臟病必須做尿液檢查，腎臟具有「留下對身體重要的成分，將不必要的物質變成尿液排出體外」的「過濾」功能。

罹患腎臟病，這個篩選的準確度會下降，使得原本應該留在體內的「蛋白質」流入尿液。找到這些蛋白質就能早期發現腎臟病。

尿蛋白檢查是健檢的項目之一，實際接受檢查的人也很多，可是結果通常是「不知道是怎樣」的狀態，許多人即使是陽性也置之不理。

不過，運動後攝取過多蛋白質，就算「沒有異常」，尿蛋白也會變成陽性。只靠一次的尿液檢查無法判斷，最好再次進行檢查，確認是否為「真正的」異常。

尿蛋白是「＋1」也要再次檢查

檢查結果分為五階段：「－、±、＋1、＋2、＋3」。如果是「＋1、＋2、＋3」，請再次進行檢查。

若是＋1，再次檢查可能是正常的情況，不過＋3通常是蛋白質已流入尿液的狀態。也有可能是「蛋白質大量流入尿液」的「腎病症候群」，請保持高度的危機感。

目前有市售可自行在家確認的試紙，覺得去醫院很麻煩的人請務必再次在家進行篩檢會比較安心。

雖然有時未列入健檢項目，做血液檢查時也請確認「肌酸酐」的數值。

肌酸酐是指運動後肌肉產生的「終產物（廢物）」，腎臟功能衰退，將終產物排入尿液的功能也會下降，於是體內囤積肌酸酐，血液檢查的數值會上升。

不過，肌酸酐存在著「個人差異大」的問題點，因為肌肉量或運動量會改變運動後的「廢物」的產生量。

例如，20多歲的男性橄欖球選手和50多歲的一般女性，即使兩者的腎臟功能都正常，數值仍是前者較高。

務必確認GFR！

但，這種個人差異只要將肌酸酐轉換成依年齡、性別調整的「GFR」數值就能解決。「GFR」超過45可能就有腎臟病，如果健檢的結果沒有GFR的數值，只要在日本腎臟學會的線上檢測工具輸入數據就能馬上確認。

【檢測工具】http://jsn.or.jp/general/check

有報告指出，三～四成的腎臟病患者尿蛋白正常※23，利用尿蛋白＋肌酸酐（GFR）的「夾攻」，減少錯失發現腎臟病的遺憾。

高血壓、糖尿病是高風險族群

腎臟功能衰退通常是起因於高血壓或糖尿病等生活習慣病，持續高血壓的狀態，腎臟的血管壁持續承受強大壓力，「動脈硬化」惡化，無法將充足的血液送往腎臟。

此外，罹患糖尿病、長期處於高血糖狀態，腎臟血管也會受損，因而演變成「糖尿病腎病變」這種腎臟病，據說是必須進行人工透析（洗腎）的四成原因。其他像是腎臟微血管網的腎絲球發炎的「腎絲球腎炎」，也會有腎功能急速下降的情況。

高血壓、糖尿病患者必須留意，風險高的人確實完成GFR檢測比較安全。

PREVENTIVE MEDICINE

10

脂肪肝惡化就會變成肝癌，找出「隱性脂肪肝」的方法

健檢結果被指出「AST高數值，必須精密檢查」，儘管如此，在摸不著頭緒的狀態下，沒有去醫院，這樣的情況時有所聞。

首先，「AST（GOT）」、「ALT（GPT）」是指當肝臟出現異常，肝細胞被破壞時容易上升的酵素。

AST不只在腎臟，也存在於心臟和身體的肌肉內。因此就算肝臟沒有異常，做完重訓或運動後，肌肉細胞被破壞，有時會上升。相較之下，ALT幾乎來自肝臟，上升的時候就是肝臟出現異常。

重點是「有無脂肪肝」。脂肪肝給人肥胖的印象，其實是比字面所示更可怕的狀態。脂肪肝放任不管會變成脂肪肝炎，這是脂肪引起發炎的狀態，讓

圖7 早期發現脂肪肝很重要！

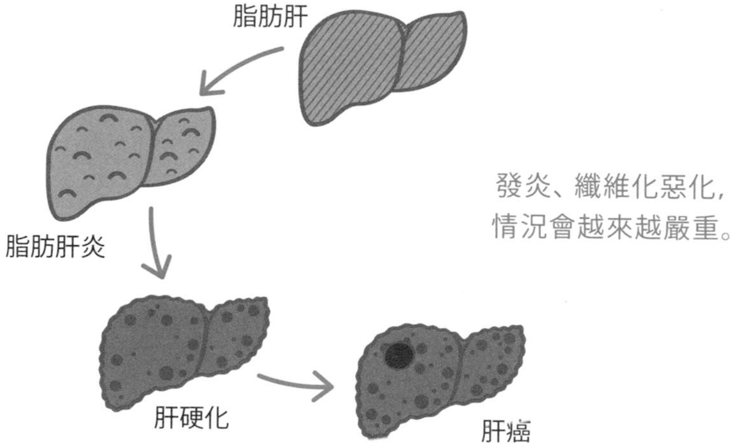

肝臟「纖維化」。

纖維化就像搔抓數次後變硬的皮膚，肝臟反覆發炎，「肝臟細胞會變成無法發揮作用的痂」。

一旦出現纖維化就不會恢復原狀，纖維化的部分有時會變成肝硬化、肝癌的源頭。有論文指出除了纖維化，脂肪肝的影響也會提高大腸癌或乳癌的風險※24、25。若被告知有脂肪肝，請盡早採取對策。

注意！就算沒喝酒也會有脂肪肝

雖然「脂肪肝＝酗酒者罹患的疾病」給人這種強烈的印象，但各位必須了解「就算不喝酒也會有脂肪肝」。目前最有問題的是，並非攝取酒精導致的脂肪肝，通稱NAFLD（非酒精性脂肪肝疾病），日本國內推估約有一千萬人。

NAFLD的原因通常是高血壓或糖尿病等「生活習慣病」，若放任不管，有時會變成「NASH（非酒精性脂肪肝炎）」。

更要注意的是，「AST或ALT即使沒有上升也會變成脂肪肝」。因為並不是「脂肪肝＝肝臟細胞被破壞」，也存在著「數值正常的隱性脂肪肝」。

有資料顯示「ALT上升，有NAFLD的人」比「ALT正常，有NAFLD的人」多出兩倍[※26]。

別輕忽代謝症候群！

「身體質量指數（BMI）」很重要，有項針對男性銀行員的研究指出，BMI高的人（25以上視為肥胖）與AST或ALT高的人，前者罹患脂肪肝的比例較高[※27]。

以結論來說，「肝酵素上升」或「肝酵素正常，BMI上升」就有脂肪肝的風險。

脂肪肝的診斷必須進行「腹部超音波檢查」，若有脂肪肝，在超音波掃描下肝臟看起來白亮（這在醫學用語稱為「光亮肝（bright liver）」）。

檢查結果發現有脂肪肝的話，「不要飲酒過量」是理所當然的事，還要進行改善肥胖的對策，「適當運動，留意飲食」（飲食及運動的詳細說明請參閱第四章與第五章）。

PREVENTIVE MEDICINE

11

絕對不能輕忽的貧血，
男性的貧血是「身體有異常！」的警訊

醫學上的「貧血」是指怎樣的狀態呢？

貧血可以用血液檢查的「血色素（Hb）」這個項目來做判斷，血色素是「讓氧氣遍及全身的極重要成分」，是有含鐵的「血基質」和蛋白質的「珠蛋白」構成。

根據WHO的定義，男性低於13、女性低於12、孕婦與高齡者低於11視為貧血。不過，如果只是輕微降低且無症狀，觀察情況即可。但，無論是誰，只要低於10，強烈建議就醫。

貧血的原因很多，最多是缺乏鐵質引起的「缺鐵性貧血」，主要症狀如下：

- 倦怠、喘不過氣或容易疲倦
- 明明不熱卻很想吃冰的「食冰癖」
- 指甲中央凹陷，兩端翹起的「匙狀甲」

出現這些症狀時，醫師會認為有貧血的可能。健檢結果發現有貧血，特別是女性，有些人會覺得「大家多少會有這種情況不必太擔心」，千萬別有這種想法。

女性要注意的重點

缺乏鐵質最多的原因是「出血」，女性貧血的最主要原因是「生理期出血量增加」，這種狀態在醫學用語稱為「經血過多」。

- 生理期時，衛生棉上附著約3公分的血塊。
- 出血量很多，每隔一小時要換衛生棉或衛生棉條，或是睡眠期間必須換衛生棉或衛生棉條。

這些情況很可能就是「經血過多」※28，經血過多隱藏著可怕的原因。

具代表性的是「子宮肌瘤」，子宮肌瘤是指在子宮肌肉中形成的腫瘤，雖然屬於「良性」並非癌症，但會壓迫子宮，讓覆蓋子宮內側的「子宮內膜」擴大。

女性的生理期是「子宮內膜剝落出血」這樣的機制，因此子宮內膜擴大，出血量會增加。子宮肌瘤受到女性荷爾蒙「雌激素」的影響很大，若放任不管，「在停經之前會持續變大」。

肌瘤小的話，可以透過「腹腔鏡手術」摘除，傷痕也不會太大。但如果變得太大，必須切開腹部動手術。此外，手術前也可以服用藥物讓肌瘤變小。

貧血可能也是「子宮內膜異位症」、「子宮腺肌症」、「息肉」等其他疾病造成。「女性的貧血、生理不順可能隱藏某些疾病」，請銘記在心。

男性的貧血要注意！

那麼，男性的情況又是如何呢？大部分男性的貧血是「身體可能有異狀」，絕不能放任不管。

若是缺鐵性貧血，首先要做「胃鏡」、「大腸鏡」檢查。男性貧血的原因多數是「胃癌」或「大腸癌」的出血。癌症的出血會讓血色素的數值慢慢降低，健檢結果會出現貧血的情況。

除了癌症，也有可能是胃潰瘍或十二指腸潰瘍，不能置之不理。無論男女，血色素低於10，務必就醫接受診察。

至於要看哪一科？女性是婦科，男性是消化內科（肝膽腸胃科），男女皆可看一般內科。

血色素是告知重病「警訊」的重要指標，每年務必做健檢進行確認。

PREVENTIVE MEDICINE

12

「無力、疲勞」久久不散？

顯現「偽憂鬱」的三項數值

「總覺得身體狀況不太好，提不起勁。」

無論是誰都有過這樣的情況吧？可是，如果持續太久的話，很可能是因為「生病」。

各位第一個想到的是憂鬱症對吧。「提不起勁」、「覺得累」、「早上無法去上班」等症狀是憂鬱症的典型症狀。

可是，除了精神方面的原因，三種荷爾蒙的影響也會出現類似憂鬱症的症狀。

這三種荷爾蒙都能透過血液檢查測得，而且是不會很麻煩的檢查。

①甲狀腺激素

第一個是「甲狀腺激素（FT3、FT4）」。

「甲狀腺」是位於喉頭下方的蝶狀器官，它能夠讓心臟、大腦、腸胃的作用變得活躍，分泌「讓身體有活力的荷爾蒙——甲狀腺激素」。

甲狀腺有時會因為體內發炎或服用藥物的影響導致功能下降，此時「讓身體有活力的荷爾蒙」分泌量減少，因而會出現倦怠、提不起勁、容易疲累、嗜睡等症狀。

甲狀腺功能下降的疾病之中，最有名的是「橋本氏病（慢性淋巴球性甲狀腺炎）」。保護身體免受細菌或病毒攻擊的「自我抗體」不知為何將甲狀腺視為「敵人」進行攻擊。

於是，甲狀腺分泌的荷爾蒙減少，這就是橋本氏病。女性的發病率極高，中年女性特別要記住這個疾病。

②腎上腺皮質激素

第二種荷爾蒙是「腎上腺皮質激素（皮質醇）」。

腎上腺是位於腎臟兩側、拇指般大小的器官，腎上腺皮質激素可維持血壓或心臟的功能，負責身體非常重要的作用。

如同橋本氏病，因自我抗體攻擊腎上腺，導致「腎上腺機能不全」的狀態。腎上腺皮質激素分泌量減少會出現倦怠、食慾不振、掉髮等類似憂鬱症的症狀。還會因為複合要因陷入無法工作的情況。也有論文指出「腎上腺機能不全的人，每四人就有一人離職」※29。

總而言之，以為「我或許有憂鬱症」而無法上班的人，很可能是因為腎上腺機能不全所致。

在診斷上，透過血液檢查檢測腎上腺類固醇「皮質醇」的數值。如果數值低，很可能就是腎上腺機能不全。這種情況也被說成是「腎上腺疲勞」，經常出現在媒體上。其實這並非正確的醫學用語，換言之「腎上腺疲勞的治療」並不存在※30。

假如出現症狀，「想了解關於腎上腺機能不全的事」，建議最好別去會說「腎上腺疲勞的治療方法是……」這樣的醫院或診所。

③睪固酮

第三種荷爾蒙是「睪固酮」，這是和「中高年男性」關係特別深切的荷爾蒙。睪固酮主要是由睪丸製造，稱為「雄性激素」。隨著年齡增長，在睪丸製造睪固酮的「睪丸間質細胞」數量逐漸減少，分泌量也會減少。

睪固酮分泌量減少，身體會產生各種變化，各位或許有聽過「男性更年期」。男性更年期是「LOH症候群（遲發型性腺功能低下症）」這種疾病的概念。睪固酮分泌量減少會引起性慾、肌肉量、幹勁低落等症狀。睪固酮的別名是「社會性的荷爾蒙」，有論文指出分泌量越多，越會有尋求社會地位的傾向※31。

有篇論文調查亞馬遜原住民齊曼內族（Tsimane）的睪固酮變化，發現他們在狩獵或獲得獵物時會呈現非常高的數值※32。

尋求社會地位或狩獵時會出現高數值，或許只要過著「充滿活力的生活」，睪固酮的數值就會變高。

無論如何，當睪固酮低於平均值就會被診斷為「LOH症候群」，有時會採取「睪固酮補充療法」。

因為荷爾蒙下降出現的症狀多數難以捉摸，若是以「可能是想太多」而放任不管，或以為是心理狀態不佳而刻意忍耐的人很多。不要擅自判斷病因，最好去醫院就診。甲狀腺激素和腎上腺皮質激素請至內分泌科，睪固酮請至泌尿科。

PREVENTIVE MEDICINE

13

在美國「最好不要接受的檢查」，日本獨自嘗試的腦血管健檢實情

腦血管健檢是使用MRI（磁振造影）或頸部超音波，調查腦腫瘤或造成蜘蛛膜下腔出血的腦動脈瘤、造成腦梗塞的頸動脈狹窄等的檢查。

在日本併入健檢項目，但施行腦血管健檢的國家只有日本。

一九八〇年代，日本腦血管健檢先驅「腦動脈瘤檢查」在札幌誕生，此後普及於各地。一九九二年，日本腦血管健檢學會成立，之後成為健檢的標準項目。日本獨創的腦血管健檢在全球卻未被採納。

而且在美國甚至判斷「沒有症狀的人進行頸部血管超音波檢查會承受很大的害處」，設定為等級D的檢查（最好不要進行的檢查）※33。

美國不施行的理由

為什麼美國會判定為「最好不要進行」的檢查呢？

首先，頸部超音波檢查（頸動脈超音波）的主要目的是「確認頸動脈是否變狹窄」。

如果變得很狹窄，可說是腦梗塞風險極高的狀態，要進行手術切除變狹窄的頸動脈內側（頸動脈內膜切除手術）或繞道手術。

然而，有個問題點是「偽陽性」。偽陽性是指「明明不是陽性，檢查結果卻呈現陽性」。以頸動脈超音波來說，「其實動脈沒有狹窄到需要動手術的程度，卻被判定為必須動手術的等級」。

而且頸動脈超音波的偽陽性確率相當高，有資料顯示偽陽性率達36.5%※34。

比較優缺點的結果，美國預防醫學服務小組（USPSTF）做出等級D的判定。

雖然給人負面的印象，若了解日本與美國的腦血管健檢現況，理解優缺點後，接受健檢則無異議。

家族之中有人罹患腦動脈瘤或高血壓、糖尿病的人，「因為擔心想接受檢查」這樣的想法也是合乎情理。

了解頸動脈超音波的偽陽性，如果必須做頸部血管手術時，和醫師充分討論，決定動手術或觀察情況。遺憾的是，現在仍有省略事前說明，以優點強迫病患接受健檢的診所。

有件事我能肯定地告訴各位，沒有基因要素的人或沒有生活習慣病的人，腦血管健檢是「CP值極低」的檢查。

PREVENTIVE MEDICINE

CHAPTER 3

有助於預防與早期發現癌症的新常識

每兩人就有一人罹癌的日子不遠了。但癌症之中仍有能夠透過接種疫苗或投藥治療達到預防的癌症，也有對早期發現有效的篩檢。一起來進行適當的「癌症預防醫學」。

PREVENTIVE MEDICINE

14

絕對要知道的基礎知識，癌症分為「三種」

超過40歲，覺得很可能發生在自己身上的疾病就是「癌症」。

在日本，死亡前每兩人就有一人罹患癌症，每三人就有一人死於癌症。超過40歲，身邊的人或同年代的藝人罹癌的新聞時有所聞。

人體內有免疫細胞監視，發現癌細胞就會驅趕。但隨著年齡增長，防衛功能衰退，於是癌細胞矇混過免疫細胞的監視，不斷繁殖。

因為年齡增長，導致抵抗力衰退，加上吸菸喝酒等提高「罹癌風險」的生活習慣，使得40歲的人罹患癌症的機率提高。

圖8 癌症的機制

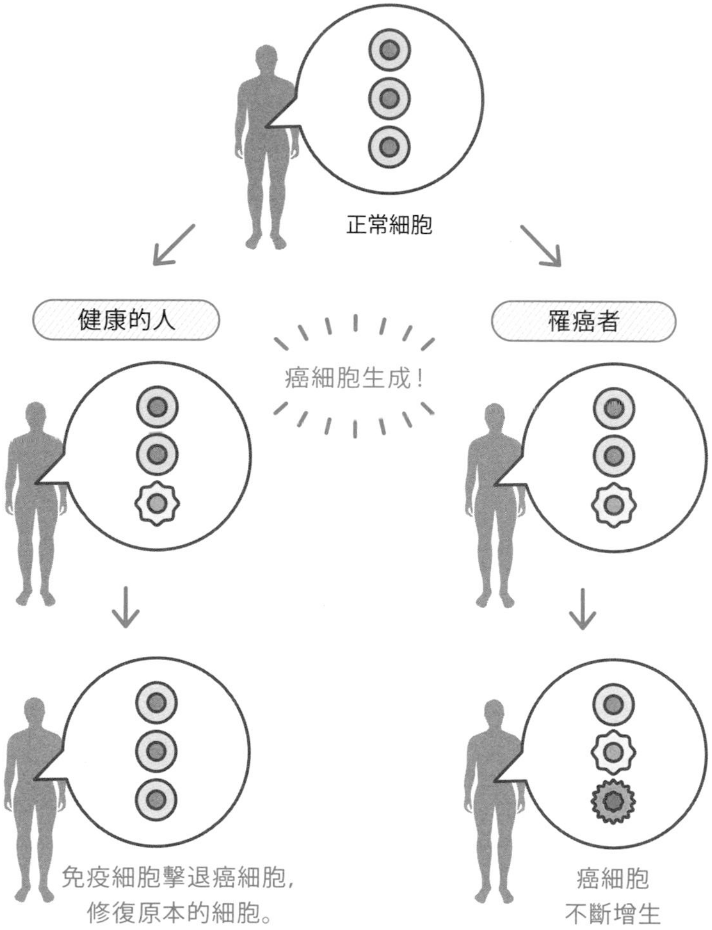
正常細胞
健康的人
癌細胞生成！
罹癌者
免疫細胞擊退癌細胞，
修復原本的細胞。
癌細胞
不斷增生

以預防醫學的觀點來看，癌症概分為三種。

①「可預防」的癌症

②「可早期發現」的癌症

③「目前尚無有效方法可預防、早期發現」的癌症

接下來依序說明。

①「可預防」的癌症

有些癌症透過檢查可以預防。其實日本人罹癌的原因約四分之一是細菌或病毒引起的「傳染病」。並非像是腸胃炎或感冒那樣暫時性的症狀，而是「長期潛伏在體內」。某種癌症和傳染病之間是呈現一對一的結合，代表例有：

- 胃癌—幽門螺旋桿菌
- 子宮頸癌—人類乳突病毒（HPV）
- 肝癌—肝炎病毒

這些傳染病會在十~二十年持續侵蝕身體，當我們有所察覺時，已經是具有引發癌症的惡性。不過，早期發現，消除細菌或病毒，就能大幅降低罹癌風險。有些CP值好的健檢一生只需做一次，請各位謹記「能夠初級預防的防癌對策」。

②「可早期發現」的癌症

如果是傳染病引起的癌症，只要攻擊源頭就能達到預防，非此類的癌症，在「癌化」之前無法消除。

可是，就算罹癌只要早期發現，有些癌症的確能降低死亡率。

儘管在成為「癌症」前無法掌握蹤跡，在早期發現已建立有效的手段。不過，許多篩檢機構會介紹對早期發現沒幫助的篩檢，請透過本書養成「正確的知識」。

③「目前尚無有效方法可預防或早期發現」的癌症

然而，透過檢查可有效早期發現的癌症並不多。癌症的「初期症狀」多數是「引發癌症的各種症狀中，最早出現的症狀」。也就是說，通常「並非在癌細胞成長過程的初期，而是癌症已在惡化的階段」。

如果可以，最好是透過篩檢揪出癌細胞，但許多癌症「沒有對早期發現有效的證據」。

這類癌症最有效的對策是「了解症狀，出現徵兆時立刻就醫」。逐一記住症狀或許不容易，那就先記住家人罹患的癌症，或癌症的共同症狀。此外，留意飲食和生活習慣是最強的防癌對策。進行本章介紹的有效對策與檢查，可說是防癌對策的最佳選擇。

PREVENTIVE MEDICINE

15

可預防的癌症①胃癌
大部分原因是幽門螺旋桿菌，立即進行檢查

日本人的胃癌死亡率是癌症之中第三高，罹癌患者是第二高[※1]。儘管比起過去，數量已減少，但仍是風險極高的癌症。胃癌的初期症狀如下所述：

- 胃部出血，血液通過小腸或大腸的過程中變色，成為「黑便」排出體外。
- 胃所在的心窩處感到疼痛。
- 胃壁的「伸縮運動」不順暢，容易有飽足感。

胃癌的癌細胞容易轉移到左鎖骨凹陷處的淋巴結，這個部位產生硬塊的情況可能就是胃癌細胞轉移至淋巴結，稱為「左鎖骨上淋巴結轉移」。

胃癌的多數原因是「幽門螺旋桿菌」這種細菌，幽門螺旋桿菌形似眼蟲藻，具有中和胃酸的能力，因此有著非常特殊的性質「可以持續在胃中存活」。

或許有人會想「如果是細菌，總有一天會被消滅吧？」，可是幽門螺旋桿菌能夠長期留在胃裡，慢性侵蝕胃部引起發炎，而且發炎會導致胃癌。

而且，還會將「CagA」這種帶有病原性的蛋白質注入胃部，引起胃癌。CagA的構造依幽門螺旋桿菌棲息的地區而異。東京大學研究團隊在二〇一七年發表「比起歐美型，棲息於日本的『東亞型』引發胃癌的風險會提高」※2。

感染途徑尚不明確，據說是從像以前使用井水那樣衛生環境差的水源或飲食感染。此外，也可能是口對口餵食這種親子間的感染。小時候感染，長期侵蝕胃的結果，從胃炎演變成胃癌。

不過，現代的上下水道的衛生環境已有顯著改善，年輕人感染率下降，預測「今後罹患胃癌的人會大幅減少」。

雖然沒有明確實證，筆者推薦除菌

不過，對「中高年齡層」仍不可掉以輕心。在基礎建設尚未整備的時期度過童年的人特別要留意。隨著年齡增長，感染率上升，40多歲每五人就有一人，60多歲竟是每兩人就有一人感染幽門螺旋桿菌※[3]。

遺憾的是，幽門螺旋桿菌的檢查並不包含在組織性篩檢（鄉鎮市實行的公共篩檢），而是伺機性篩檢（在醫療機關進行的健檢）。關於除菌的實證，目前屬於「除菌可能降低罹患胃癌的風險，但現階段仍未做出結論」※[4]。站在國家的立場，若無明確實證就無法撥出龐大預算，所以不能列為組織性篩檢。

不過，這是「國家」的觀點，以「個人」觀點來看就不是這麼一回事。

假如你的胃裡確定有幽門螺旋桿菌，目前沒有除菌有效的實證，可是醫學界已做出幽門螺旋桿菌會提高胃癌風險的結論，那麼你會進行除菌或是置之不理？

如前所述，日本的幽門螺旋桿菌比歐美國家來得不良，亞洲人族群的論文也有資料顯示「身體健康無症狀的人，只要除掉幽門螺旋桿菌就能減少罹患胃癌的風險」※[5]。

篩檢方法也很簡單，除了血液檢查，也有可以在家進行尿液篩檢的快篩組，任何人都能立刻完成。

但有件事要注意，「既然已經除菌就不必接受胃癌檢查」這樣的想法。幽門螺旋桿菌在棲息期間殘害胃部，已經形成「胃炎」的狀態。

以現代的衛生環境來說，感染幽門螺旋桿菌的風險很低，如果進行幽門螺旋桿菌檢查呈現陰性，基本上可以放心。

PREVENTIVE MEDICINE

16

可預防的癌症②肝癌
接受「肝炎病毒檢查」一生安心

「肝癌＝酗酒者的癌症」是大眾普遍的印象，雖然和飲酒有很大的關係，肝癌的主要原因是「病毒」。日本人的肝癌近九成是「肝炎病毒（B型、C型）」引起※6。

這個病毒的傳染原因是「與他人的血液交換」，像是刺青、打耳洞時會傳染，但大部分的原因是「性行為」。

戴保險套就能大幅降低風險，但口交也會傳染，如果是和不特定的多數對象發生性行為，風險會更高。

或許有人會想「我沒有和不特定的多數對象發生性行為，所以沒關係」，可是這個病毒的可怕在於「不知道誰已經感染」。

沒有初期症狀的可怕病毒

遺憾的是，即使感染這個病毒，十～二十年左右都是「無症狀」。不知不覺間感染擴大的情況並不少見。

這個病毒會悄悄引起肝臟發炎，重複不斷地破壞細胞，出現前文脂肪肝提到的「纖維化」，使得肝臟的大部分「結痂化」，這個狀態稱為「肝硬化」。肝臟「結痂化」的部分容易發生癌症，從肝硬化轉變成肝癌的情況很多。肝硬化發作的五年內，癌症發病率竟高達40%。

出現腹痛或黃疸（皮膚變黃）時，多數已是肝硬化或肝癌的狀態。如果沒有轉移還可考慮動手術，若已轉移，必須使用有副作用的抗癌藥。假如來不及治療，有時只能進行緩和醫療，真是令人痛恨的病毒，這也是肝臟被稱為「沉默的器官」的原因。

一生接受一次就能安心！

以對策來說，建議接受「肝炎病毒篩檢」。肝炎病毒篩檢這個名稱也可說是「肝癌篩檢」。

醫療人員等日常生活會接觸到血液的職業的人，平常就有感染的風險另當別論。對多數人來說，肝炎病毒篩檢是「一生最好接受一次」的檢查。

基本上，肝炎病毒篩檢可以從40歲開始。因為很多人是「年輕時感染病毒潛伏在肝臟，到了中年才發作」，40歲是最佳的篩檢時機。

即使是陽性，現代已有非常進步的病毒肝炎治療藥物，特別是C型肝炎，只要吃藥就能治療。

若是陰性就能非常放心。儘管是CP值高的檢查，遺憾的是目前受檢率頗低。

受檢率只有三成！

雖然日本有進行宣導，據說接受病毒篩檢的人只有三成※7，剩下的七成可能會讓未檢測出來的肝炎病毒悄悄殘害肝臟，變成無法挽回的局面。

這個篩檢很簡單，只要抽血即可。不接受肝炎病毒篩檢是高風險的事，不做豈不是很可惜嗎？

肝炎病毒篩檢在日本的《健康增進法》基本上只能接受一次，「40歲盡快接受肝炎病毒篩檢」這是預防肝癌的最佳選擇。

可以在居住地的自治單位或衛生保健所接受這個篩檢，過了40歲還沒做過篩檢的人最好盡早完成。

健康戰略
血液、尿液、內臟器官
癌症
飲食術
生活習慣
心理療護
生病之後的預防醫學

PREVENTIVE MEDICINE
17

可預防的癌症③子宮頸癌 45歲前接種 HPV 疫苗

子宮頸癌不只是年輕人會罹患的癌症，20～50多歲都必須留意。遺憾的是，今後能夠預想日本的子宮頸癌犧牲者會增加。

誘因是二〇一三年的「不中止施打、不鼓勵接種HPV疫苗接種事件」。HPV是「人類乳突病毒」的簡稱，約95%的子宮頸癌起因於HPV，接種疫苗是非常有效的預防方法。

HPV也是咽喉癌或陰莖癌的原因，美國和英國也鼓勵男性接種疫苗（筆者也有接種）。

接種HPV疫苗能夠大幅減少子宮頸癌的發病風險，世界上也已明確指出可有效抑制與HPV相關的癌症發作※8、9。在日本，二〇一三年四月開始了定期接種。

然而，當時發生了嚴重的問題，媒體大肆報導「接種了疫苗的國中女生出現步行困難、痙攣等疫苗副作用的症狀」，國中女生痙攣的模樣透過電視播出轟動社會，對世人灌輸HPV疫苗的負面印象。

結果，厚生勞動省發出聲明「今後不積極鼓勵接種疫苗」，原本70%的定期接種率變成極低的0.6%直到現在。

沒有接種疫苗的先進國家只有日本

在先進國家之中，沒有不普及接種HPV的國家，「施打疫苗是理所當然的事」已成為共識。二〇一五年WHO特別點名日本予以批判：「如果HPV疫苗普及，子宮頸癌就能從世界上根除，不要扯後腿」，表明來自全球的主張。

目前全球九十二國實行定期接種，澳洲預估二〇二八年不會再出現新的子宮頸癌患者※10。

「痙攣」與疫苗沒有因果關係

名古屋市立大學醫學研究科公衛領域的鈴木貞夫教授分析三萬人的資料，證明接種疫苗與當時引發話題的「痙攣」等症狀之間沒有因果關係※11。

現在也能見到新冠病毒疫苗的「副作用報導」，一部分在媒體上被大肆宣傳，變得無法掌握正確的全貌。

例如有位未接種疫苗的子宮頸癌末期患者，性器官出血不止、反覆輸血，在雙親陪伴下離世。這是醫院裡常見的景象。從不同層面就能改變觀點的話，必須根據資料做出冷靜的判斷。

假設一萬名女性之中，罹患子宮頸癌的比例是一三二人。相較之下，接種疫苗後出現不良反應的比例是五人，形成很大的差距※12。

如果罹患子宮頸癌，多數情況必須摘除子宮，有時也會失去生命。若是不良反應，大多數仍會復原。這麼看來，大眾似乎還不夠理解HPV疫苗的有效性，在此歸納論點：

①比起「要是沒接種疫苗就太好了（接種疫苗後出現症狀的人）」，「要是有接種疫苗就好了（未接種疫苗、罹患子宮頸癌的人）」更多。

②接種疫苗後出現的症狀已證實和疫苗沒有因果關係。

③世界多國已預想「只要HPV疫苗普及，子宮頸癌就能根絕」。

基於這三點，我鼓勵接種HPV疫苗。如前所述，雖然政府「不鼓勵」，依然實行定期接種（現在的定期接種只有國小六年級～高中一年級）。也可自費接種，雖然費用是兩萬～三萬日圓有點高。

HPV疫苗的效用已被證實可持續至45歲，45歲前都還來得及。

還要接受篩檢，並且採取對策！

除了已經接種疫苗的人，特別是還沒接種疫苗的人，最好接受「子宮頸癌篩檢」。美國預防醫學服務小組鼓勵每五年做「細胞學檢查」和「HPV篩檢」※13。

細胞學檢查是用子宮頸刷輕輕刮取子宮開口的「子宮頸」的少量細胞，透過顯微鏡確認有無異常細胞的檢查。HPV檢查如同其名是確認有無造成子宮頸癌的HPV（人類乳突病毒）存在。

子宮頸癌別名「婦女殺手」，對母親世代、中年世代的女性是必須提高警覺的疾病。根據正確的資訊，進行正確的子宮頸癌預防。

PREVENTIVE MEDICINE

18

可早期發現的癌症①胃癌
推薦胃鏡檢查的兩個理由

早期發現胃癌不可或缺的是「鋇劑檢查（上腸胃道攝影檢查）」。鋇劑是一種顯影劑，照X光或CT（電腦斷層）時，為了讓對比明顯而使用。做檢查時先喝下鋇劑，躺在台子上旋轉後，拍攝X光片。鋇劑檢查屬於「組織性篩檢」，儘管有公費補助，受檢率非常低，僅一~兩成。原因是「鋇劑的味道太獨特很難喝」、「做了很不舒服」等。此外也有人是聽說「醫生說絕對不要做鋇劑檢查」、「鋇劑檢查很危險」。

關於鋇劑檢查，日本做過的複數研究結果顯示，無論男女接受檢查都能降低死亡率，是很有效的檢查[※14]。

的確，鋇劑會有堵塞腸道的「腸阻塞」、導致腸道破洞的「腸穿孔」的風險。可是，引發必須住院的併發症在100,000人中為0.18人，比例僅0.00018%※15。

考慮到這樣的比例，鋇劑檢查可說是有效且併發症少的優質檢查。

除了鋇劑檢查，胃癌篩檢也有「胃鏡檢查」這個選項。日本在二〇一四年將胃鏡列入組織性篩檢的項目，一般民眾很容易就能做這項檢查，也有資料顯示照胃鏡能夠減少死亡率，是推薦接受的檢查※16、17。

鋇劑檢查和胃鏡檢查的差異

接下來針對兩者的特徵與差異進行說明。首先，胃鏡是適合發現「早期胃癌」的檢查。因為可以從攝影機直接目視胃壁內側，能夠發現鋇劑檢查容易遺漏的腫瘤或突起。

但另一方面，「胃硬癌」則是比較適合做鋇劑檢查。胃硬癌是指病灶滲透整個胃壁，逐漸擴大的癌症。胃壁沒有明顯的突起或膨脹，通常攝影機就算照內側也很難發現變化，是難以早期發現的癌症。

不過，鋇劑檢查可以俯視整個胃的形狀進行觀察，能夠發現胃硬癌。

鋇劑檢查是由外俯視整體，胃鏡容易從內側發現局部早期癌，兩種檢查各有優點。

推薦胃鏡檢查的理由

說明完兩項檢查，若被問到「應該選哪一種？」，我的推薦是「照胃鏡」。

因為鋇劑檢查有「判讀X光片的醫師容易左右結果」的問題點，有些醫師不擅長判讀X光片，所以存在著即使有病變也會遺漏的風險。

而且，胃鏡通常是由「消化內科（胃腸肝膽科）的專門醫師進行」，「會照胃鏡的醫師＝具有能夠確認胃黏膜病變能力的醫師」，照胃鏡比較能獲得安心感。

如果是照胃鏡，包含咽喉和食道部分，可以透過目視確認表面，對早期發現咽喉癌或食道癌也有幫助。現在也有從鼻腔插入的胃鏡，可減輕做檢查時的不適感。只要使用鎮靜劑，幾乎是在睡眠狀態下進行檢查。不過，這是我的個人意見，「僅供參考」。

「醫生說絕對不要做鋇劑檢查」是很極端的言論，就我所知，接受鋇劑檢查或胃鏡檢查的人不在少數。

鋇劑檢查或胃鏡檢查都是很好的篩檢，請各位確實定期接受篩檢（兩種檢查在日本皆為組織性篩檢，鋇劑檢查是「40歲以上，每年受檢」，胃鏡檢查是「50歲以上，兩年一次」）。

PREVENTIVE MEDICINE

19

可早期發現的癌症②大腸癌

大腸鏡檢查最好是「十年一次」

大腸癌是日本人死亡率最高的癌症，在日本人罹患的所有癌症之中，大腸癌的死亡者數，男性是第三名、女性是第一名，整體是第二名※18。

據說主要原因是「飲食歐美化」，儘管因為衛生環境改善使得幽門螺旋桿菌感染者減少，胃癌患者也隨之減少，飲食生活的多樣化卻讓大腸癌急速增加。

大腸癌的具體症狀為：

- 大腸的通道被癌細胞堵住，造成嚴重的便秘
- 因為出血，讓糞便以紅色的狀態排出（稱為「血便」）
- 因為出血而貧血，出現眩暈、站立不穩的症狀

大腸癌最有效的預防方法是「糞便潛血檢查」，當大腸有癌細胞時，糞便會混入肉眼看不出來的血液，進行糞便潛血檢查的目的就是盡早找出這個警訊。

也有證據指出，進行糞便潛血檢查讓大腸癌的死亡率降低20%左右[※19]。美國預防醫學服務小組也將50歲開始的糞便潛血檢查列入等級A（強烈鼓勵接受的檢查）。能夠獲得等級A認定的檢查非常少見。

方法很簡單，只要提交糞便即可，沒有副作用的疑慮，非常推薦各位做這項篩檢。

遺憾的是，在《日本國民生活基礎調查》（二〇一六年度），糞便潛血檢查的受檢率是41.4%，竟有約60%的人未受檢。明明已證實是有效的篩檢卻乏人問津，實在很可惜。

在比日本更積極接受癌症篩檢的美國，有資料顯示大腸癌患者數、死亡者數都比日本少[※20]。

即便美國的人口是日本的約二．五倍，「比起美國，日本的死亡者數較多」。尚未接受篩檢的人請抽空去做糞便潛血檢查，或是使用能夠在家自己進行糞便潛血的快篩組。

照大腸鏡很痛？

大腸內視鏡檢查（以下簡稱大腸鏡）是直接用攝影機確認大腸內部的檢查。得到的資訊量比糞便潛血檢查多。

許多人會擔心「疼痛感」，請各位放心，大腸壁內側不會有痛覺，包含切除息肉在內，幾乎不會感到疼痛。不過，如果得過「大腸尾端」的闌尾發炎的「盲腸炎」，情況稍有不同。因為大腸壁會和旁邊的小腸等處沾黏，大腸鏡不易通過，有時會感到疼痛。

這時候只要使用「鎮靜劑」就能在無痛的狀態下接受檢查，不需要過度不安。

照大腸鏡時是穿臀部有開洞的檢驗服，不需要脫光下半身。不過，事前準備有些費事。前一天要先服用瀉藥，當天早上要喝兩公升的水淨空腸道。如果找到腫瘤，可直接進行組織採樣，達到預防大腸癌的目的。

息肉是指隆起如「疣狀物」的腫瘤，並非全部都是癌細胞。

圖9 息肉是什麼？ 惡性或良性？

息肉

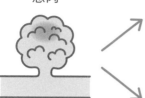

隆起如「疣狀物」的腫瘤

良性息肉

5mm以下，觀察情況
6mm以上，建議切除

惡性息肉（腺瘤性息肉等）

5mm以下仍建議切除

※ 以上只是參考基準，結果依內視鏡醫師判斷而異。

不過，大腸息肉有良性也有惡性，種類很多。基本上，「良性息肉不會變成惡性息肉」。

如果找到息肉，務必進行確認！

若是良性息肉，有時置之不理也沒關係。若是惡性息肉，特別是被說成「大腸癌初期」的腺瘤性息肉，如果發現可疑異狀，在癌化前進行切除，多數可預防大腸癌。

「容易發生大腸癌的體質」會出現腺瘤性息肉，並非「只要切除就可以安心」，反而是提醒你「自己的腸道罹患大腸癌的風險很高」。

有時做了健檢也無法知道息肉的種類，若被告知找到息肉，為了掌握自己的體質，務必向做檢查的醫師確認「是不是會提高大腸癌風險的息肉」。

看到這裡，或許有人會想「這麼一來，每年都得照大腸鏡了」。

根據世界基準，目前尚無國家提出每年建議接受大腸鏡檢查的方針。考量到費用和事前準備的不易，若不是有風險的人，只要每年接受糞便潛血檢查即可。

「那麼，多久做一次比較好呢？」，美國預防醫學服務小組的建議是「十年內一次」※21。

不習慣照大腸鏡的人，十年做一次應該還能忍受吧。

如果確認是腺瘤性息肉，有大腸癌家族史等風險較高的人另當別論，一般來說大腸癌篩檢的現階段是「每年做糞便潛血檢查」、「十年內照一次大腸鏡」是最佳選擇。

PREVENTIVE MEDICINE

20

可早期發現的癌症③乳癌

緻密乳房要留意！

乳癌是日本女性罹患率第一的癌症，但乳癌篩檢的受檢率至今約四成左右※22。為何受檢率如此低呢？

乳癌篩檢的基本是「乳房攝影（MMG）」，乳房攝影是乳房專用的X光，從各種角度拍攝乳房，確認有無乳癌的檢查。

有結果顯示，乳房攝影能將死亡率降低約20%※23，根據這個明確證據，日本也列為組織性篩檢，鼓勵國民優先接受的篩檢。美國預防醫學服務小組建議從50歲開始進行，日本根據臨床資料，建議從40歲開始進行。不過，有部分的人表示「乳房攝影很痛」。

或許就是這種負面印象導致受檢率下降。篩檢方法是將乳房放在兩片專用的板子中間擠壓，盡可能攤平乳腺，進行拍攝。基本上已經是盡量減輕疼痛的設計。

如果還是感到疼痛，可以告訴技師放鬆擠壓的力道，可以透過調整角度減少疼痛感。

有些人是擔心「輻射暴露」。乳房攝影只針對乳房，輻射暴露量比CT（電腦斷層）少許多，對身體不會有影響。

乳房攝影的缺點

不過，乳房攝影有一個很大的缺點。

那就是，遇到「緻密乳房」時無法發揮作用。

乳房組織概分為「脂肪」與「乳腺」，有些人是脂肪比例高，有些人是乳腺比例高，乳腺比例超過一般比例的乳房稱為「緻密乳房」。

這種情況下，乳癌細胞和乳腺在乳房攝影時會變成「白色」。因此，癌細胞和乳腺同化不易區分，難以發現乳癌。

而且，亞洲人的緻密乳房比例高於歐美人，據說約占整體的10%。也有證據顯示緻密乳房會提高乳癌的風險※24。

以日本人為對象的研究也出現了緻密乳房與非緻密乳房的人相比之下，罹患乳癌的風險約高出三倍※25。

遺憾的是，有時無法透過篩檢告知患者「是否為緻密乳房」。因為緻密乳房「尚未定義」為疾病或異常，不需要告知患者……雖然不是疾病，目前已知會提高乳癌的風險，筆者認為這是每位女性應該知道的資訊。

有些地方不會明確告知篩檢結果，建議向技師確認自己的乳房狀態。

既然乳房攝影無法找出緻密乳房，那就再進行「乳房超音波檢查（以下簡稱乳房超音波）」。這是不太會受到緻密乳房影響的檢查。

乳房超音波和胃癌的幽門螺旋桿菌一樣「尚未有降低死亡率的明確證據」，所以未被列入國家的組織性篩檢，屬於「伺機性篩檢」。

不過，約七萬三千名日本女性的研究顯示，能夠提升早期乳癌的檢出率※26。

雖然不到全民皆應進行的程度，我認為「緻密乳房」風險高的人現階段應該再做乳房超音波檢查比較好。

遺傳也要注意！

最後要提醒各位，乳癌是遺傳因素非常強的癌症。

「BRCA1、BRCA2」這種遺傳基因突變的乳癌與卵巢癌的風險都會提高※27。二〇一三年，女星安潔莉娜裘莉進行了乳房切除手術引發話題，她就是因為有「BRCA1」的基因突變，乳癌風險極高，所以選擇切除乳房降低風險。日本從二〇二〇年開始也將部分基因突變者的乳房切除列入適用保險的項目。

是否要切除乳房會受到外表觀感等個人價值觀影響，但如果母親或祖母曾經罹患乳癌，請加速提高警覺。

基本上超過40歲，每兩年進行一次乳房攝影。若被告知是「緻密乳房」，考慮進行乳房超音波檢查是乳癌篩檢的最佳選擇。

PREVENTIVE MEDICINE

21

可早期發現的癌症④肺癌

對死亡率第一的癌症有效的「低劑量CT」

根據二〇一九年的癌症統計，在日本死亡率第一的癌症是肺癌（男女合計），主要症狀為：

- 激烈咳嗽，因為肺癌傷害支氣管，咳出帶血的痰。
- 支氣管因為癌細胞變得狹窄，呼吸時出現如同口哨的喘鳴聲。

最大原因是吸菸或二手菸，最好的預防方法是「戒菸」、「不要接近吸菸者」。可是，吸菸者也知道「菸對身體有害」，他們其實也想著「如果能夠戒菸就不會那麼辛苦」（戒菸對策請參閱 P238 的說明）。

在此，一併介紹戒菸以外的「肺癌預防醫學」。

日本推薦的肺癌篩檢是「胸部X光」，大部分的人健檢時應該都照過胸部X光。

其實在美國沒有資料顯示，X光檢查會降低肺癌死亡率。直到現在，美國預防醫學服務小組仍未推薦胸部X光檢查※28。

雖然也有讓患者咳痰，從痰液中調查有無肺癌組織的「痰液檢測」，但國外並沒有降低死亡率的資料。基本上篩檢時很難順利咳出痰，多數是採樣到唾液的檢體。

在日本為了預防結核病，每年實施一次胸部X光檢查已是常態。因此，基於日本獨自的研究結果，推薦「進行胸部X光檢查，肺癌風險高的人再做痰液檢測」※29。若是不吸菸的人，只做胸部X光檢查即可。

現在，重度吸菸者的肺癌篩檢受到關注的是「低劑量CT」。順帶一提，重度吸菸者的定義是「每天抽一包菸，持續三十年的人」。

低劑量CT是好選擇！

以超過55歲的人為對象進行的臨床實驗，結果顯示「比較接受低劑量CT的人與只照胸部X光的人，前者因肺癌死亡的機率降低約20%」※30。只照胸部X光無法發現的肺癌，在低劑量CT能夠詳細確認、篩選出來。

此外，日本也做了「JECS（環境與兒童）研究」，針對不吸菸或菸癮輕的人進行低劑量CT的有效性調查。只要證明有效，讓低劑量CT普及也許就能減少肺癌的犧牲者。

「就是戒不了菸」的人至少要做低劑量CT確認有無肺癌，低劑量CT可在肺癌CT認證設施進行。

認證設施　https://www.ct-kensin-nintei.jp/list/sisetsu/index.html

推薦接受腹部超音波的理由

還有一項是希望高齡的重度吸菸者接受的篩檢，那就是「腹部超音波檢查

（以下簡稱腹部超音波）」。雖然很少人知道，高齡吸菸者容易發生一種疾病。

那就是「腹主動脈瘤」。在身體中央最粗的動脈，這條血管的一部分形成像氣球般膨脹的「瘤」。

吸菸導致的動脈硬化容易形成瘤，瘤長得越來越大會出現便秘或腰痛，一旦破裂會大量出血甚至死亡，是很可怕的疾病。

早期發現腹主動脈瘤就能動手術修復血管。腹部超音波是從腹部表面掃描超音波，讓膨脹的主動脈浮現，進而早期發現。這本來就是超過65歲的男性容易罹患的疾病，即使沒吸菸，高齡男性最好還是接受腹部超音波檢查。

高齡×男性×吸菸者是三重風險，特別建議進行篩檢。

PREVENTIVE MEDICINE

22

可早期發現的癌症⑤攝護腺癌
必須知道的 PSA 篩檢的弊病

日本的攝護腺癌急速增加，成為男性罹癌者數第一的癌症，預估今後也將繼續增加。攝護腺癌的主要症狀為：

- 攝護腺癌刺激膀胱或尿道，引發「頻尿」。
- 尿液的通道「尿道」被堵住，無法順利排尿。
- 容易轉移至脊椎的「腰椎」，一旦轉移會感到劇烈的腰痛。

許多高齡男性會罹患的「攝護腺肥大」與「攝護腺癌」，光是症狀無法區別，即使有症狀，多數人通常會認為是「大概是年紀大了？」而置之不理。

攝護腺癌急速增加的原因除了飲食生活的歐美化，最具關聯性的是「PSA篩檢的普及」。

何謂PSA篩檢

PSA是攝護腺分泌的蛋白質「攝護腺特異抗原」，當攝護腺產生癌細胞，PSA的數值會上升，所以是能早期發現的篩檢。

PSA篩檢在一九九〇年代迅速普及，攝護腺癌的確診數急速增加。換言之，與其說是「罹患」攝護腺癌的人數增加，應該是「發現」確診數增加。

這看似是好的情況，其實並不單純。首先要有美國預防醫學服務小組採取的「了解PSA篩檢的優缺點，個人自行做選擇」這樣的明確態度※[31]。日本厚生勞動省是採取「不鼓勵」的方針※[32]，另一方面，日本泌尿科學會主張「進行PSA篩檢比較好」，意見分為兩派。

關於PSA篩檢的實證目前尚無結論，英國針對四十一萬名男性進行的研究※[33]或「PLCO研究※[34]」都無法證明PSA篩檢的有效性。

此外，「ERSPC試驗（歐洲攝護腺篩檢隨機研究試驗）※[35]」這項針對十八萬人的歐洲研究資料出現降低死亡率的結果。PSA的問題不只是在日本，在全球引起激烈討論。

不過，為何發現確診數增加，死亡率卻沒下降呢？

找不到癌細胞反而是好事？

其一與攝護腺癌的「惡化緩慢」有關。攝護腺癌在早期階段無法進行手術等治療，只能持續觀察PSA的數值，定期採樣組織（PSA監控療法）。因為是惡化緩慢，進行「監控」的罕見癌症。由於惡化緩慢，在死之前不會在體內作亂，就這樣拖延下去。

像這樣「與死因無關，解剖後偶然發現的癌症」被稱為「潛伏癌」。有報告指出，解剖遺體後發現，竟有約六成80歲以上的死者有潛伏癌[※36]。

「不知道反而比較好」因為也有這種情況，進行「PSA篩檢」可能會降低個人的幸福度。

可是，這種情況只能說是「結果論」，有些人因為攝護腺癌轉移失去性命，所以不能樂觀看待。

PSA數值也會因為其他因素上升

除了癌症，PSA數值也會因為「攝護腺肥大」或「發炎」上升。即使進行精密檢查，不是攝護腺癌的「做白工＝偽陽性」的情況很多，也被視為問題。

現階段尚未有明確的結論指出「PSA篩檢有益」，不過，因為是比較近期導入的篩檢，今後可能因為長期的研究證明其效果。

此外，美國預防醫學服務小組也提出「PSA篩檢變少後，癌症轉移後才發現的情況增加」這樣的負面報告。基於這樣的情況，日本泌尿科學會才會推薦進行「PSA篩檢」。現階段來說，PSA篩檢的結論是：

①對於發現攝護腺癌確實有幫助
②沒有明確的根據證實對延長壽命有無影響
③因為是比較新的檢查，或許今後的研究會改變判斷

哪些人應該接受PSA篩檢

PSA篩檢仍處於「過渡期」階段，還需要一段時間才會有明確的結論。現階段只有「比較優缺點，自行決定」。

例如「有罹患攝護腺癌的家族史，罹癌風險高，所以想要定期確認」，這樣的人最好接受PSA篩檢。另一方面，「如果發現有癌症會受到打擊而一蹶不振。而且不知道是否有效，感到不安」，這樣的人或許不要接受檢查比較好。

我認為有攝護腺癌家族史的人罹癌風險會提高，做PSA篩檢進行確認比較好。

今後若能明確證實「PSA篩檢會降低死亡率」，情況應該會有所轉變。衷心期盼將來某天能夠果斷建議各位進行PSA篩檢。

PREVENTIVE MEDICINE

23

無法預防／早期發現的癌症①胰臟癌

最可怕的癌症的「三種初期症狀」

「胰臟癌」可說是最可怕的癌症。

胰臟是位在身體中央，形似湯杓的內臟。它會分泌消化食物的「胰液」，也會製造降低血糖的「胰島素」。

為何「胰臟癌」很可怕？那是因為「幾乎沒有症狀，出現症狀時通常是為時已晚的情況」。因為幾乎沒有症狀，胰臟又被稱為「沉默的器官」。

假如有找到胰臟癌的有效方法就好了，然而現階段並沒有「大規模資料證明有效」的篩檢方法。美國預防醫學服務小組將胰臟癌的篩檢判定為等級D（最好不要接受的篩檢）※37。

而且經常很晚才發現，「五年存活率（被診斷罹癌後的五年生存率）」是癌症之中最低的8.9%※38、39。

日本職棒教練星野仙一、相撲選手井筒親方（元關脇、逆鉾）、九重親方（元橫綱、千代富士）等身體強健的名人也成了胰臟癌的犧牲者。面對無法有效早期發現的胰臟癌，人類應該如何應戰呢？

應該警戒的三種症狀

首先，請記住「引發胰臟癌的症狀」。

「莫名的血糖值急速上升」可能是胰臟癌所致。如前所述，胰臟是製造胰島素的「工廠」，當這個工廠出現癌細胞，胰島素的分泌量會急速減少，因此無法控制血糖值，HbA1c（糖化血色素）的數值會急速變差。

也有論文指出，糖尿病患者罹患胰臟癌的風險是兩倍※40，從風險的觀點來看，定期測量血糖很重要。飲食生活紊亂的人另當別論，生活規律的人，健檢的HbA1c結果突然變差，請想起可能是胰臟癌。

第二個症狀是「腹部或背部的疼痛」。

胰臟屬於「腹膜後器官」。

多數內臟器官被「腹膜」包覆，胰臟位於腹膜後方（背部那側），和腎臟、輸尿管合稱為「腹膜後器官」。當腹膜後器官發生異常，背部會感到疼痛。

尿路結石或腎臟發炎也經常會讓下背部（腰）一帶感到疼痛。另一方面，胰臟癌的情況又是如何呢？胰臟內部的「胰管」堵塞，引起「急性胰腺炎」，使得背部疼痛。如果腹部或背部反覆疼痛，請至醫院就醫。

第三個症狀是全身變黃、發癢的「黃疸」。產生癌細胞後，通過胰臟的「膽管」會被封鎖，膽管分泌的「膽汁」逆流全身，於是引發「黃疸」。

為了幫助將來的自己，請務必記住胰臟癌的特徵性症狀。

施行早期發現專案

關於早期發現，如前文所述，目前尚未有世界性有效證明的方法。其實日本的廣島縣尾道市為了減少胰臟癌的犧牲者，推行「尾道專案」的研究※41。

健康戰略
血液、尿液、內臟器官
癌症
飲食術
生活習慣
心理療護
生病之後的預防醫學

尾道市的醫院聯手施行，首先開業醫等小醫院針對有風險的人進行「腹部超音波檢查」，從中選出可能有胰臟癌的人，轉介至大醫院。

在大醫院使用胃鏡採樣胰臟組織檢體，因而有效地早期發現胰臟癌。開始施行這項專案後，原本3.1%的生存率提升至16.2%，可見效果值得期待。不過，存在著過度診斷的缺點，是否導入全國仍在慎重討論。期待這項來自日本的專案能夠有明確有效性的證明。

關於胰臟癌的預防，日常生活中能夠做到的事有哪些呢？

胰臟癌的風險要素是「肥胖、糖尿病、吸菸、飲酒過量」。聽起來似乎陳腔濫調，但「控制肥胖或糖尿病」、「戒菸」、「不要飲酒過量」是很重要的事。

PREVENTIVE MEDICINE

24

無法預防／早期發現的癌症②食道癌、咽喉癌

請注意耳朵、喉嚨、胸部的初期症狀

在日本，罹患食道癌或咽喉癌的人不多，從癌症患者數來看也未擠進前五名[※42]。

另一方面，「藝人罹患食道癌或咽喉癌」的新聞卻時有所聞。罹患食道癌的家鋪隆仁、罹患喉癌的立川談志雖然努力抗癌，最後依然不敵病魔離世。食道癌、咽喉癌的風險皆為「喝酒、吸菸」。

以日本人為對象的研究也指出，咽喉癌中的「下咽癌」，吸菸男性的罹癌風險會提高十三倍，若再加上飲酒過量，風險會更提高[※43]。

遺憾的是，目前仍無對食道癌、咽喉癌有效的篩檢，出現初期症狀必須盡快就醫。

關於食道癌，食道內出現癌細胞後，當食物接觸食道，胸口會有「卡住」般的刺痛感。

隨著癌細胞擴大，食物變得不易通過食道，出現「噎住、嗆到」的症狀。

此外，當癌細胞轉移至對發聲必要的聲帶產生作用的「喉返神經」，聲音會變得沙啞。

喉嚨或耳朵的「堵塞」要注意！

接著是咽喉癌。順帶一提，咽喉一般是指「喉嚨」，是空氣的通道也是食物的通道。

咽喉上方有連接喉嚨和耳朵的「耳咽管」，這裡出現癌細胞時，耳朵會有堵塞感。

而且，因為和聲帶有直接關係，聲音也會變得沙啞。過半數的咽喉癌細胞是長在聲帶一部分的聲門，這個症狀要特別留意。

咽喉癌細胞變大，食物變得不易通過，通往肺部的「氣管」堵塞，變得難以呼吸。

一旦出現這些症狀請盡速就醫，食道癌請至「消化內科、外科（肝膽腸胃科）」，咽喉癌請至「耳鼻喉科」，不過一般內科也可處理。

照胃鏡也會發現嗎？

雖然目前仍無有效的篩檢方法，但「照胃鏡」觀察咽喉或食道時，有時會發現癌細胞。覺得自己罹癌風險高的人，進行胃癌篩檢時，比起鋇劑（顯影劑），選擇照胃鏡或許比較好。

咽喉癌之中的「口咽癌」也會因為口交等HPV病毒的「口腔感染」罹癌，請接種HPV疫苗。

PREVENTIVE MEDICINE

25

無法預防／早期發現的癌症③膀胱癌

排尿的「異樣感」請留意！

一九八九年，日本知名演員松田優作拒絕維生治療，強忍膀胱癌轉移至腰部的疼痛，拍攝電影《黑雨》，在40歲時英年早逝。

如今膀胱癌在癌症之中被認為是比較能夠「治癒的癌症」，若能早期發現，從尿道插入內視鏡，就能只切除癌細胞的部分。

不過，沒有對所有人都有效的膀胱癌篩檢，美國預防醫學服務小組也將膀胱癌篩檢設定為等級D（不建議進行的篩檢）※44。

症狀方面，因為膀胱和攝護腺距離很近，會出現和攝護腺癌或攝護腺肥大相似的症狀。

排尿的「異樣感」請留意！

通常膀胱癌的癌細胞會依附在膀胱內壁，日常生活中刺激膀胱，使得上廁所的次數變多。

此外，雖然會依癌細胞的所在部位而異，尿液通道的「尿道」附近有癌細胞，也會出現排尿疼痛。

如果惡化，尿道和膀胱的通道被塞住會無法排尿，有時會引發劇烈腹痛。

膀胱癌最常見的症狀是「血尿」，是肉眼可見的紅褐色尿液。恢復正常尿色或稍微變深，往往會心想「應該沒事了」而放任不管。請記住「覺得尿色有異常就要留意」。出現這些症狀時，請至膀胱癌專門的「泌尿科」就診。

包含在日本健檢項目的「尿液潛血」檢查，若是陽性，代表什麼意義呢？

如前所述，目前尚無對膀胱癌有效的篩檢，尿液潛血檢查也是如此。但超過40歲做尿液潛血出現陽性，必須思考是否有膀胱癌細胞的存在，這也是事實。尿液潛血的結果是＋2以上，而且年齡超過40歲的話，務必再次接受篩檢。

吸菸會提高罹癌風險

最會提高膀胱癌的罹癌風險的行為是吸菸，松田優作也是非常有名老菸槍。以日本人的資料進行的分析也顯示，吸菸會讓膀胱癌的風險提高約兩倍※45。「尿液潛血結果為陽性的吸菸者」更要有危機意識，強烈建議盡早接受診察。

PREVENTIVE MEDICINE

26

絕對不能錯過！
癌症共通的「三種初期症狀」

①莫名的體重減輕

癌細胞是以宿主即人類的蛋白質或脂肪為成長能量，隨著癌細胞的成長，人類的體重會減少。

罹癌後肌肉衰退、體重減輕的狀態在醫學用語稱為「惡病體質（cachexia）」。

有時看電視會發現某藝人「變得很瘦，看起來沒精神」，其實是因為罹患癌症。

「沒有特別做什麼，半年~一年內的體重減少5%」在醫學上是異常狀態，如果出現莫名的體重減輕，請至醫院就診。

②反覆發燒退燒

醫學用語的「不明原因發燒」，簡而言之就是「發燒38度又退燒，持續三週以上的狀態」。進行各種檢查，依然原因不明。此時可將原因視為「癌症」。

通常因為細菌或病毒發燒，人類的免疫功能戰勝外敵後就會退燒。若是罹患癌症，癌細胞或癌細胞變太大受損會釋放「細胞激素」這種蛋白質。這會刺激大腦的下視丘，引起發燒。

癌細胞長期滯留在體內，定期釋放細胞激素，所以會定期發燒。這個現象在醫學用語稱為「腫瘤熱」，伴隨發燒還會有「沒食慾」、「噁心想吐」、「倦怠感」等症狀。

雖然也有其他的可能原因，如果不是因為感冒而持續發燒退燒一段期間，請至醫院內科接受診察。

健康戰略
血液、尿液、內臟器官
癌症
飲食術
生活習慣
心理療護
生病之後的預防醫學

③身體出血

癌細胞變大會出血，根據癌細胞的種類，出血方式也不同。

若是食道癌會吐血（從口中吐出血液）。

若是肺癌會咳出帶血的痰、咳血（從肺部出血，乍看之下和吐血無法區別）。

若是胃癌，從胃部流出的血液通過腸道時會變黑，混入糞便排出黑便。

若是大腸癌，腸道出血會直接排出紅色的鮮血便。

若是膀胱癌或攝護腺癌，尿液中會帶血。

若是子宮癌，轉移至腸或膀胱，也會排出血便或血尿。

有別於生理期或痔瘡的出血，當身體持續一定期間出血，極可能就是「身體出現異常」。

PREVENTIVE MEDICINE

27

癌症的選項篩檢
接受腫瘤標記也沒用！

各位是否聽過「腫瘤標記」？

腫瘤標記是指體內存在「癌細胞」時，血液中增加的蛋白質或荷爾蒙，可透過血液檢查進行確認。

例如CEA（肺癌、胃癌等）、CA125（卵巢癌）、CA19-9（胰臟癌）等。有些癌症篩檢或健檢機構會將腫瘤標記的篩檢列為檢查項目。

日本的收費基準是，一種腫瘤標記一千五百日圓，總計約一萬日圓，其實並不便宜。

健康的人在健檢接受腫瘤標記篩檢，可說是「沒意義的事」，因為大部分的腫瘤標記對「早期發現」沒有幫助。

「受檢也沒用」的理由

以肺癌的CEA進行說明，CEA的基準值是5ng/ml，超過5視為陽性。CEA的篩檢沒有幫助是因為「除了癌症，也有其他因素會導致CEA上升」。像是糖尿病等生活習慣病，就連吸菸也會上升。

我在醫院擔任門診時，遇過帶著「CEA陽性，進行精密檢查」的介紹信的病患，向對方說明了腫瘤標記後，對方出現「我不知道是那樣的檢查，早知道就不做了」的反應。

如果可以和癌症相對應，算是很方便的檢查，偏偏會因為各種因素上升，可說是非常微妙的檢查。

不過，唯一有幫助的是「腫瘤標記大幅上升的情況」。以CEA為例，如果超過10ng/ml，視為「強陽性」，這時候罹癌的可能性很高。

遺憾的是，比起早期癌症，出現強陽性通常是癌症已惡化的情況，不適用於早期發現。與其做腫瘤標記篩檢，不如做其他對早期發現癌症有效的檢查。

然而，有些篩檢機構不對患者說明實情，只會一味勸說接受篩檢。

每個人的想法各有不同，我不會說絕對不要接受篩檢。但請各位記住，這是CP值極差的篩檢。目前對於篩檢有效性的議論是前文提到的「攝護腺癌的腫瘤標記PSA」（請參閱 P116）。

PREVENTIVE MEDICINE

28

照太多X光會得癌症嗎？

用「數字」檢驗輻射暴露

接受健檢的「胸部X光」、「胃部X光（鋇劑檢查）」，以及選項篩檢的「CT（電腦斷層）檢查」和「MRI（磁振造影）檢查」的時候，許多人會擔心輻射暴露。

首先，「MRI檢查」不會有輻射暴露的問題。MRI不使用輻射線，是透過磁場共振的篩檢，與輻射暴露無關。只有使用輻射線的「X光檢查」和「CT檢查」會有輻射暴露。

那麼，先來聊聊輻射暴露的機制。

圖10 輻射線與 DNA 的關係

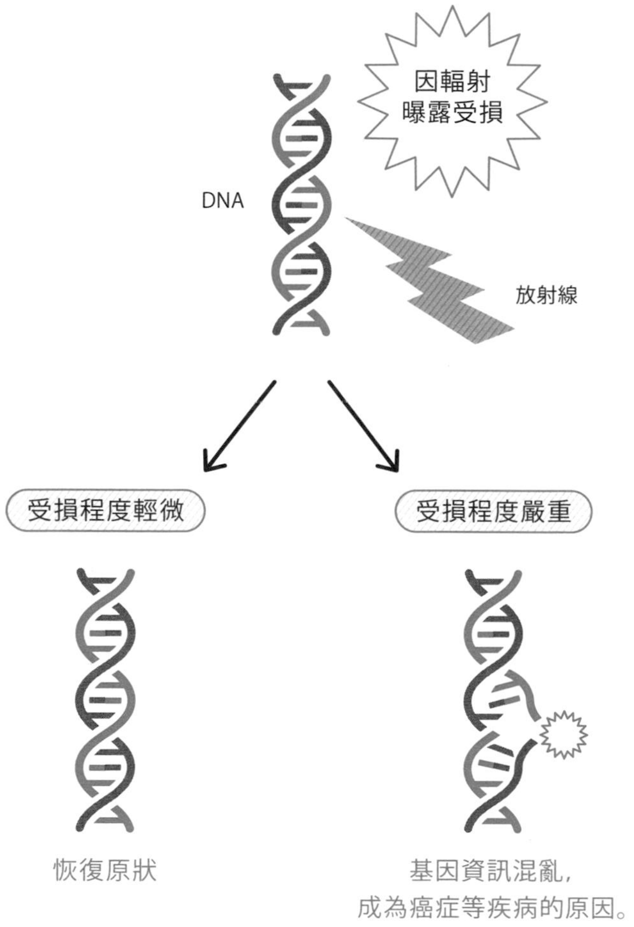

人類被輻射線照射後，「身體設計圖」的DNA會受損。受損的DNA就像擦傷的膝蓋結痂，對受損的部分進行修復。受損部分小就能恢復原狀，受損較大時，基因資訊會混亂，像是嚴重的刀傷或擦傷，即使痊癒也會留下傷痕。基因資訊的變化是引發癌症或白血病（血癌）的原因。

具體的危險數值

那麼，「受損較大」的基準是怎樣的程度呢？輻射劑量的數值單位是「西弗（Sv）」。

以基準來說，一次的暴露量超過「100毫西弗」就會產生罹癌風險。目前尚未有明確的證據指出只要不超過100就不會提高風險。

原子彈爆炸時的廣島與長崎，輻射暴露量依地區而異，有些地方超過200毫西弗。針對約十二萬名原爆受害者為對象的研究也確認了，許多人罹患「原爆後遺症」的癌症[※46]。

描寫原子彈爆炸經歷的漫畫《赤腳阿元》也有出現原爆、終戰數年後，因為原爆輻射引發的「白血病或癌症」，接連奪走懷抱希望生存下來的人們的性命。

三一一大地震的福島第一核電廠事故，當時市區的輻射暴露量並未達到100毫西弗，對市民幾乎沒有影響。可是，核電廠工作人員竟然受到4,000～6,000毫西弗的輻射暴露。死亡或引發後遺症的情況層出不窮。

由此可知，當輻射暴露量超過一定基準，就會產生可怕的結果。

X光的輻射暴露量是多少？

那麼，令人在意的X光、CT的輻射暴露量又是如何呢？照X光時，一次約0.5毫西弗。胃部X光（鋇劑檢查）也只有4～5毫西弗，胸部CT篩檢約6.9毫西弗。

只要不是一次重複多次拍攝，就不會達到100毫西弗，基本上是不會出現症狀的篩檢。

雖然目前尚無後遺症的證據，卻有CT攝影造成「DNA受損」的資料，所以不要做太多次。不過，也有研究指出肺癌篩檢提到的「低劑量CT」幾乎不會造成DNA受損※47。

雖然減少輻射暴露是再好不過的事，因為也有「發現疾病」的好處，不需要過度迴避。

PREVENTIVE MEDICINE

29

「癌症篩檢要做到幾歲？」75歲可視為基準

癌症篩檢有所謂的「結束時機」，並不是到死前都要做的檢查。

例如，90歲的人即使發現得了癌症，因為已不是能夠動手術的狀態，通常是進行「追蹤觀察」。藥物或放射線治療費時辛苦，考慮到當事人的幸福，好處其實不大。

然而，日本並未規定「請在幾歲之前接受癌症篩檢」，沒有年齡的「上限」。

另一方面，美國預防醫學服務小組根據資料提出「癌症篩檢的推薦年齡基準」※48～51，請參閱下頁圖11（胃癌部分是參照日本與韓國的論文※52～54）。推薦年齡依癌症而異，基本上超過75歲即為「結束篩檢」。

圖 11　癌症篩檢的受檢基準

癌症種類		年齡	主要篩檢
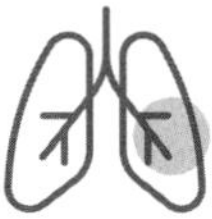	肺癌	55～80歲	低劑量CT／1年 ※每天抽1包菸，持續超過30年的人
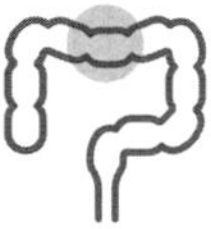	大腸癌	50～75歲	糞便潛血檢查／1年 大腸鏡／10年
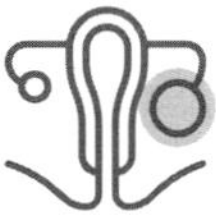	子宮頸癌	20～29歲 30～65歲	細胞學檢查／3年 細胞學檢查＋HPV篩檢／5年
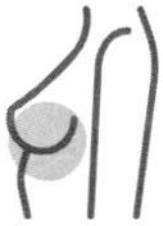	乳癌	50～74歲	乳房攝影／2年
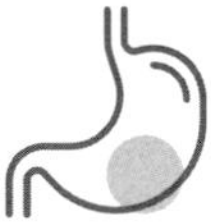	胃癌	5歲以上	胃鏡／2～3年 上消化道X光攝影／1～3年

結束篩檢的基準是根據「即使發現罹癌，體力方面不適合進行手術」、「接受篩檢對死亡率沒有影響」而決定。

因為是美國的基準，未必符合所有國家的人，但75歲算是適當的指標。有些人就算75歲依然很有活力下田工作，這樣的人或許可以接受篩檢到80歲左右。

比起實證，個人面對人生的方式對結束癌症篩檢的影響更大。就算已是無法治療的狀態也會出現意見分歧，像是「既然無法治療，發現罹癌也毫無意義」、「我想知道自己有無癌症，好好思考剩下的人生」。

因此，和家人共享價值觀也很重要。在家庭會議中提出「癌症篩檢要做到幾歲」共同討論也是不錯的事。

「今年開始不做篩檢」，這樣的決定以廣義來說也是一種「終活（迎接人生終點的準備活動）」吧。

PREVENTIVE
MEDICINE

CHAPTER 4

延長健康預期壽命的最強飲食術

古語云「醫食同源」，飲食是健康的源頭。選擇對身體有益的食物、避開有害的食物，以打造不易生病的身體為目標。針對營養補充品和添加物也做了說明。

PREVENTIVE MEDICINE

30

對瘦身、憂鬱症、糖尿病有幫助！

「地中海飲食」是最強的飲食方式

關於飲食有各種研究，目前已知延長壽命的最佳飲食方式是「地中海飲食」，這是在地中海沿岸的義大利、希臘等國自古以來廣受喜愛的飲食生活。

- 以全穀物、新鮮蔬果為主的飲食生活
- 料理使用大量的堅果、橄欖油
- 少吃紅肉，多吃魚類
- 蛋的攝取量每週不超過四顆
- 用餐時喝適量的葡萄酒
- 盡可能不攝取加工食品

這些是主要的定義※1，感覺像是選擇主餐是魚料理的義大利套餐。

全穀物是指在精白階段未去除「麩皮」的胚芽或胚乳等部分的穀物，如糙米、使用全麥麵粉的麵包或蕎麥麵等。

令人驚訝的健康效果

自古以來，地中海周邊諸國和克里特島（希臘第一大島）比起英國和美國，罹患高血壓、糖尿病等生活習慣病的患者很少，相當長壽。

認為「地中海飲食可能具有健康效果」的研究者開始進行各種研究，得到的結果為：

- 心肌梗塞等心臟病的風險降低約30%※2
- 腦中風、失智症、憂鬱症的發病風險下降※3
- 「健康預期壽命」延長※4
- 罹患糖尿病的風險下降※5

由此可知，地中海飲食在各個層面可望帶來良好影響。而且，地中海飲食對「瘦身」也有效。

比較低碳水化合物飲食與地中海飲食、低脂飲食的「DIRECT PLUS臨床試驗」指出，儘管起初的三～四個月減重幅度比低碳水化合物飲食差，以兩年為期來看，減重效果不相上下※6（請參閱左圖12）。

另一方面，進行低碳水化合物飲食約半年的復胖率高，也出現了這樣的缺點。

地中海飲食＋和食最理想！

地中海飲食是具有健康與瘦身雙重效果的最強方法，但存在著問題點。那就是「不太能融入日本人的飲食生活」。

例如，餐桌上很少看到堅果，也很少習慣性地吃海鮮燴飯或義式水煮魚。不過，請各位放心。不需要執著於「地中海飲食的菜色」，其實地中海飲食與「和食」有部分的共通之處。建議各位採行「地中海式和食」，將和食融入地中海風味可說是最強的飲食方式。

圖12 地中海飲食的減重效果

將約320人分成「低脂飲食」、「地中海飲食」、「低碳水化合物飲食」3組，進行2年的觀察，結果如下。

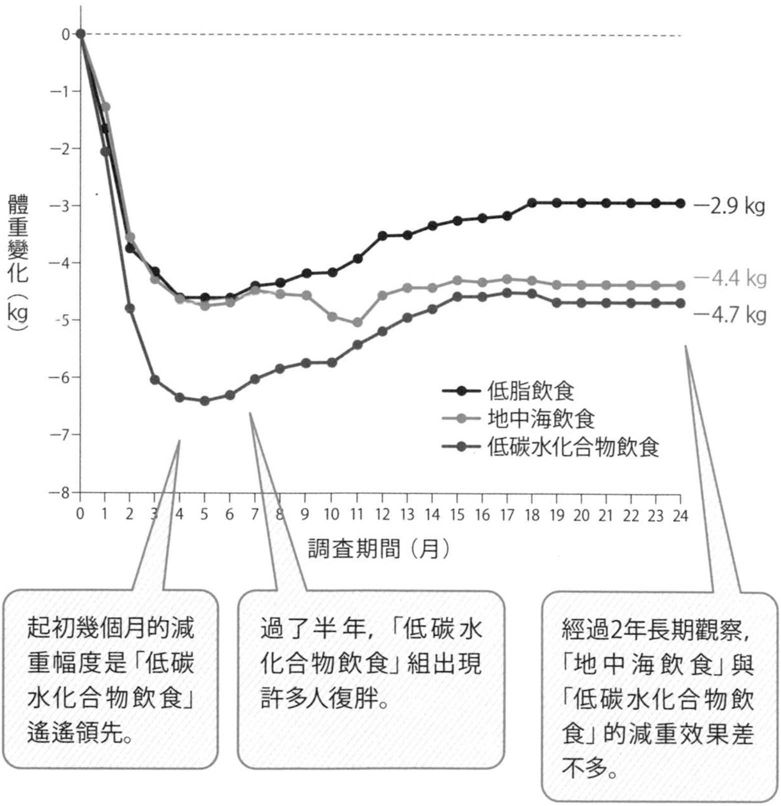

●使用橄欖油烹調和食
●比起啤酒，積極飲用葡萄酒（筆者個人認為葡萄酒與和食很搭）
●白米混合胚芽米或糙米，增加全穀物的攝取
●味噌湯、醃漬物的味道調淡（減少鹽分攝取量）
●下酒菜不吃市售的零食，改吃堅果

吃不慣橄欖油的人，請試試看「菜籽油（芥花油）」。這是和橄欖油一樣富含油酸（單元不飽和脂肪酸）的油品，可望獲得相似效果。

也要吃納豆和味噌！

另外，也要記得攝取和食必備的「發酵食品」。在針對九萬名日本人為對象的研究，得到「雖然未發酵的大豆食品（豆腐等）的攝取量與壽命無關，多攝取納豆、味噌等發酵過的大豆食品可能降低死亡風險」這樣的結果※7。在一般大眾的印象中，納豆或味噌可望獲得健康效果（要留意味噌湯的鹽分過量）。

採納地中海飲食的優點，彌補和食的缺點，自訂「專屬於你的最強飲食方式」。

PREVENTIVE MEDICINE

31

效果好，但要留意復胖！「低醣飲食」的優點與缺點

目前有各種瘦身方法，最盛行的就是「低醣飲食」，又稱為「低碳水化合物飲食」。在此舉出幾個代表例：

● 低碳飲食（Low-carb diets）

每餐的碳水化合物攝取量控制在20～40公克左右的「輕度限醣飲食」。

● 阿特金斯飲食（阿金博士飲食）

一九七〇年代由美國心臟病醫師羅伯特．阿特金斯（Robert Atkins）博士提倡，一天攝取二十公克碳水化合物，而且只能以「膳食纖維」形式攝取的嚴格方法。

●原始人飲食（Paleo Diet）

以「恢復狩獵為主的舊石器時代的飲食」為概念的瘦身方法，不吃穀物、麵包、薯類，積極攝取肉或魚類、水果、蔬菜。

●生酮飲食

碳水化合物控制在五十公克以下，攝取的脂質是一日總熱量的60%以上，讓身體使用分解脂質時製造的「酮體」取代醣類當作能量來源。

同樣都是低醣飲食，每種方法略有不同，在此就不加以詳述，但所有方法的共通點是「減少醣類攝取量，達到瘦身效果」。

低醣飲食的優點與缺點

從結論來說，低醣飲食可以「短期」達到瘦身效果。

前文的地中海飲食提到的「DIRECT PLUS臨床試驗」也指出低醣（低碳水化合

物）起初的減重速度最快，有資料顯示平均三個月可瘦下6公斤。收集約一千名肥胖者的分析也得到，進行低醣飲食約可瘦下7公斤，血壓、HbA1c（糖化血色素）下降※8。

不過換個角度想，低醣飲食如果「長期」持續會出現怎樣的影響呢？

例如，美國以約四萬名成人為對象的研究指出，「儘管低醣或低脂飲食與死亡率無關，不當攝取動物性蛋白質或脂肪取代醣類的人，死亡率上升」※9。

此外，在美國以約一萬五千人為對象的另一項研究也出現「進行低醣飲食時，大量攝取豬肉、牛肉等動物性蛋白質的人死亡率上升，大量攝取蔬菜或全麥麵包等植物性蛋白質的人死亡率減少」這樣的結果※10。

雖然尚未證明減少醣類或碳水化合物「對身體會有明顯傷害」，但請記住「要以其他營養取代」。

或許是大腦需要能量來源的「醣類」，限醣飲食總會令人感到「難受」，不易持之以恆也是不得已的事。

「去蕪存菁」的瘦身法

既然如此，就不要二選一，巧妙組合提高瘦身效果。

筆者想推薦各位試試看「低醣飲食起跑＋地中海飲食」。先以低醣飲食開始瘦身，覺得能量不足時，轉換為地中海飲食與和食為主的飲食方式。

這個方式能夠彌補兩種瘦身法的缺點，無論是短期或長期皆能獲得效果。

PREVENTIVE MEDICINE

32

聰明攝取酒精的方法，「禁酒日的陷阱」要留意！

酒精的攝取方式在預防醫學相當重要。

首先，酒精的攝取會提高罹癌風險，世界癌症研究基金會（WCRF）／美國癌症研究所（AICR）的報告也指出，飲酒會提升口腔癌、咽喉癌、喉癌、食道癌、乳癌、大腸癌（男性）的罹癌風險※11。

雖然也有論文指出少量飲酒可能降低心臟病的風險，但罹癌風險依然偏高※12。醫學期刊《刺胳針》（The Lancet）刊登的分析也指出「雖然降低心臟病的風險，卻會提高癌症或交通意外等的死亡率，綜觀優缺點，還是不建議喝酒」※13。

至少目前尚未有證據表示「少量或適量飲酒有益身體，所以建議喝酒」。不過對喜歡喝酒的人來說，「完全滴酒不沾」是很難做到的事，在充滿壓力的生活狀態下，很容易依賴酒精。

那麼，攝取酒精時應該注意哪些事呢？

酒精攝取的個人差異極大，有些人「喝得毫無節制」，有些人卻「滴酒不沾」。特別要留意的是「酒量尚可，喝酒會臉紅」的人。

酒精在體內會進行「兩次」代謝

喝酒會臉紅與不會臉紅的人是因為「基因」的差異。

酒精進入體內先被乙醇去氫酶（ADH）代謝為讓臉變紅的物質「乙醛」。然後，乙醛又被乙醛去氫酶（ALDH，又稱解酒酵素）代謝為乙酸（醋酸），最後變成水和二氧化碳。

ALDH分為兩類：大量飲酒後，乙醛濃度急速上升時會產生反應的一型（ALDH1）、即使濃度低也會產生反應的二型（ALDH2）。大部分的人是以ALDH2代謝酒精。

「ALDH2」的強度依基因而異。

圖13 酒精的代謝過程

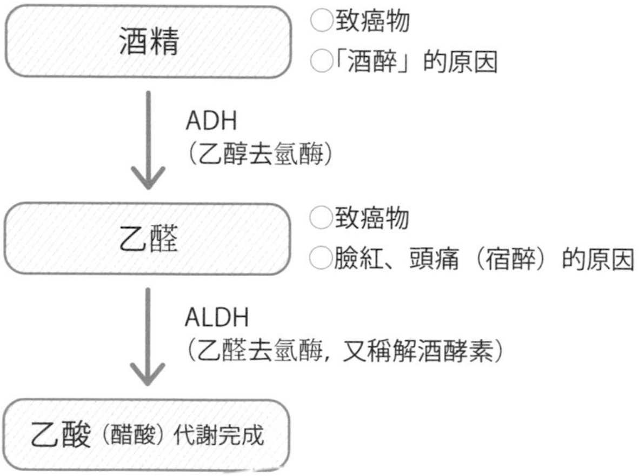

ALDH2的活性低時，無法順利代謝乙醛，使其滯留在體內，所以會臉紅。非活性也就是完全起不了作用的人，因為無法代謝乙醛，參加再多聚會訓練酒量也沒用。而且乙醛是致癌物，若無法被酵素代謝，滯留在咽喉或食道會成為罹癌風險※14~15。

喝超過「這個量」就會提升罹癌風險

關於膀胱癌，針對約十萬名日本人進行的追蹤調查，結果顯示酒精攝取量若是一週151~300公克，罹癌風險會提高※16。

說到酒精攝取量的基準，酒精20公克＝啤酒500毫升、日本酒180毫升、葡萄酒200毫升。

近半數日本人的ALDH2活性低，喝了酒馬上就會臉紅的人請記住這是基因所致，不要飲酒過量。

不過，臉不會變紅的人也不能就此安心。前文的說明都是關於酒精代謝的「第二階段」，第一階段也就是代謝酒精的酵素「ADH」的強弱也是依基因而異。

不會宿醉的人要注意的事

假設有個人「ALDH2正常，ADH活性差」。

這種情況下，酒精代謝的「第二階段」很順利，乙醛徹底代謝，所以臉不會變紅。可是，第一階段時如果不順利，未徹底代謝的酒精會囤積在體內。

這時候導致「噁心想吐」的乙醛不會囤積在體內，但致癌物的酒精會滯留在體內，必須留意有罹癌風險。

酒精和乙醛皆為致癌物，無論是ADH或ALDH2的活性都很重要。

第一階段的ADH活性低的人，不會出現「臉變紅」這個明顯的特徵，因為乙醛會被代謝，難以自覺。若說到特徵，因為酒精代謝速度慢，隔天仍殘留酒氣，有時「隔天早上還是渾身酒臭」。

目前有調查ADH活性的基因篩檢，在意自身特性的人不妨考慮接受篩檢。此外，「喝了酒會臉紅，到了隔天還是渾身酒臭」的人，務必留意不要飲酒過量。

「只」設定禁酒日萬萬不可！

其實，喝酒對身體不好是眾所周知的事，就算基因活性強也不能掉以輕心。嗜酒者為了預防飲酒過量會「設定禁酒日」。

以約九萬名日本人為對象進行的研究也指出，每週設定兩天禁酒日會降低死亡率※17。但，設定禁酒日反而會引發飲酒量增加的反效果。

每週一次參加公司聚餐大量喝酒的人和每天晚餐小酌幾杯的人，何者的飲酒方式對身體好呢？

以約四萬人為對象進行的研究指出，飲酒量相同的情況下，每週一次大量飲酒的人和每週三～七天小酌的人相比，後者罹患心肌梗塞的風險降低32%～37.%[※18]。與其「設定禁酒日累積壓力而暴飲」，「每天小酌幾杯發洩壓力」對身體似乎比較好。

雖然不能單憑這些資料判斷一切，關於喝酒，比起頻率，減少「總飲酒量」比較理想。若要設定禁酒日，請調整每週的總飲酒量。

順帶一提，總是標榜「零熱量、零醣」的無酒精啤酒，其實添加了「醋磺內酯鉀（Acesulfame-K）」等人工甜味劑，不能說是「有益身體的飲品」。話雖如此，因為不含酒精，確實能稍微減少罹癌風險。用無酒精飲料取代酒精是不錯的方法。

完全滴酒不沾的生活或許很難做到，但少量飲酒就會臉紅，隔天仍然會殘留酒氣的人，最好不要連續好幾天聚餐喝酒。理解自身的基因特性，養成「配合基因的飲酒習慣」。

PREVENTIVE MEDICINE

33

科學證明對身體有害的食物
火腿、培根、香腸是致癌物

說到飲食，經常有人問「醫生有絕對不吃或少吃的食物嗎？」。「這個食物對身體有害」像這樣有證據的食物雖然不多，確實存在。

首先是「紅肉」、「加工肉」。紅肉是指牛肉、豬肉等外觀看起來紅色的肉，加工肉是培根、香腸、火腿、午餐肉罐頭等加工精製的肉品。二〇一五年WHO的附屬研究機構IARC（國際癌症研究機構）發表了紅肉、加工肉肯定「對身體有害」。

IARC針對具致癌性的食品製作了致癌物分類表，加工肉列為一類致癌物（對人體具有致癌性），紅肉是二A類致癌物（可能具致癌性）※19。

一類致癌物包含酒精、幽門螺旋桿菌、吸菸等各種對人體有害的因素在內，遺憾的是當中就有加工肉。

就算是紅肉，根據各種研究結果指出「每天的攝取量增加六十五公克，罹患子宮癌、肺癌、食道癌、大腸癌、糖尿病的風險就會提高」※20。

儘管因果關係不明確，紅肉的色素成分「血基質」有提高大腸癌風險的說法。只提到大腸癌的話，比起肥肉多、瘦肉少的五花肉，幾乎瘦肉的菲力（腰內肉）的風險或許較高（當然攝取太多肥肉也會產生其他問題）。

還是魚類有益身體

「主食吃魚還是肉比較好？」這個問題經常被提出來討論，答案無疑是「魚」。

首先，魚類所含的n-3脂肪酸（不飽和脂肪酸）已被證實對預防心臟病有明確效果，有益身體。

在六十七萬人的統合分析中有資料顯示，每天多吃60公克的魚，死亡風險會降低12%※21。

此外，也有論文指出每週一～兩次攝取含n-3脂肪酸的DHA或EPA的魚類，因心臟病死亡的風險降低36%，總死亡風險降低17%※22。

不是只有「肉或魚」這樣的二選一，換成白肉（雞肉）也很有效。目前尚未證實白肉對人體有害。

分析一六七萬人的資料，調查紅肉、加工肉與白肉對人體的影響，結果顯示「經常吃紅肉或加工肉的人，心臟病或死亡風險會上升，相較之下，吃白肉的人沒什麼變化」※23。

PREVENTIVE MEDICINE

34

高血壓與體重增加的陷阱，吃太多馬鈴薯會早死

告訴各位一件遺憾的事，馬鈴薯是對身體有害的食物。

或許有人會想「馬鈴薯是一種蔬菜，對身體好不是嗎？」，請不要將馬鈴薯當作「蔬菜」。

在美國針對十二萬人進行的「為期四年，調查飲食與體重關係」的論文提到，一般都會認為蔬菜或水果對減重有幫助，然後專吃馬鈴薯、薯片、炸薯條，結果導致體重增加※24。

說到與生活習慣病的關係，也有這樣的資料：「吃水煮馬鈴薯會稍微提高罹患糖尿病的風險，吃炸薯條則是明顯提高罹患高血壓的風險」※25。

在另一項研究，針對沒有高血壓的十八萬名男女，進行馬鈴薯與高血壓關係的調查，結果出現「吃很多烤馬鈴薯或水煮馬鈴薯、馬鈴薯泥、炸薯條的人容易罹患高血壓」※26。

在北美也有進行「馬鈴薯與早死」的調查研究，雖然只要不油炸，和早死並無關係，但定期吃炸薯條的人，死亡風險會增加，也就是會早死※27。

即使有這些證據證明馬鈴薯「對身體有害」，但我不會說「絕對不要吃」，我偶爾也會吃。基本上要記住「不要覺得吃了馬鈴薯就是攝取蔬菜，也不要吃太多炸薯條或薯片」。

還有一個確定「對身體有害」的食物，那就是人造奶油（Margarine）。其實，人造奶油在世界各國已成為「禁止販售」的食品，後文將詳細說明。

PREVENTIVE MEDICINE

35

世界各國禁止販售！
不可以吃人造奶油

愛吃奶油，早餐會在麵包上抹奶油的人很多。其實，人造奶油在美國已是「禁止販售」的食品。

因為有證據顯示人造奶油所含的「反式脂肪」會對身體造成不良影響。製作餅乾或甜甜圈的起酥油和速食之中也含有反式脂肪。

人造奶油是高價奶油的替代品，市售產品名稱通常是「乳瑪琳」。因為是用植物油製作，比起用動物性脂肪製作的奶油普遍給人「對身體有益」的印象，但研究卻顯示截然不同的結果。

反式脂肪有害身體

攝取反式脂肪，LDL（壞膽固醇）會增加，HDL（好膽固醇）會減少※[28]。LDL增加或HDL減少都會讓心肌梗塞或腦梗塞的「動脈硬化」惡化，等於是在加倍危害身體。

有資料指出，一天的攝取熱量之中2%是反式脂肪，罹患心肌梗塞等心臟病的風險會提高16%※[29]。

另外還有「容易罹患糖尿病※[30]」、「容易罹患失智症※[31]」等研究存在，結論就是「反式脂肪在各種層面對身體有害」。

WHO提出在二〇二三年之前「杜絕所有食品所含的反式脂肪」這個方針，這是WHO很罕見的強硬呼籲。

目前根據這個方針，美國、加拿大、臺灣、泰國等國已經禁止使用反式脂肪，新加坡和韓國有義務標示反式脂肪的含量。

為何日本仍在販售？

那麼，日本的情況是如何呢？

非但沒有禁止，也沒有標示反式脂肪含量的義務。厚生勞動省的解釋是：「一天的攝取熱量中，攝取超過1%會對健康造成影響的反式脂肪，日本人的平均攝取量為0.3%左右，對健康無礙。」

換言之，「日本人不像外國人那樣平時攝取很多反式脂肪，所以沒有限制也沒關係」，這麼說似乎也不無道理。

而且，反式脂肪在日本的人造奶油、起酥油擁有龐大市場，由於涉及大企業，恐怕很難完全禁止。

順帶一提，有些企業正致力減少人造奶油中的反式脂肪含量。例如三吉油脂將人造奶油所含的反式脂肪量降為約十分之一，展現顯著的成果。

不過，若是以「個人」選擇來思考，確實必須留意反式脂肪的危害。如果有標示含量，對每項食品就能明確取捨。然而，日本的現況並沒有標示的義務。

建議各位至少確實做到「少吃人造奶油（乳瑪琳）、起酥油、速食等含有反式脂肪的食品」。

PREVENTIVE MEDICINE

36

有助改善糖尿病、癌症、高血壓，咖啡與紅茶的驚人健康效果

日常生活中有時會面臨選擇「飲料」的情況。

首先是從早餐開始，極力推薦各位飲用具有各種健康效果的無糖「黑咖啡」。

咖啡的驚人實證

咖啡據說有降低「糖尿病」的風險，國外有論文指出，一天喝3～4杯咖啡的人比喝兩杯的人，罹患糖尿病的風險會下降[※32]。日本岐阜大學推行的高山研究也指出可降低罹患糖尿病的風險[※33]。

而且還有資料顯示，喝2～3杯咖啡就能降低約15%的死亡率，總之就是會延

長壽命[34]。也有研究結果指出可降低肝癌或子宮癌的風險[35]。咖啡只要「不加糖」是可望獲得各種好處的飲料。

缺點方面，喝太多會讓胃感到不舒服或睡不著，建議一天3～5杯就好。雖然有人說喝太多咖啡會「咖啡因中毒」，只喝咖啡要達到「中毒量、致死量」必須喝數10杯，所以不必擔心。

對咖啡因敏感的人，有資料指出就算是無咖啡因的咖啡，對糖尿病也有良好效果。試著養成喝無咖啡因咖啡的習慣也是不錯的事[36]。

紅茶也有益身體

紅茶也被證實具有各種效果，有論文指出一天喝4杯紅茶能降低腦中風的風險[37]。也有論文提到，一天喝1杯紅茶可降低心臟病的風險約4%，死亡風險降低1.5%[38]。

在血壓方面，一天喝3杯紅茶持續六個月，上壓（收縮壓）降低3mmHg，對血壓有良好的影響[39]。

咖啡和紅茶對健康都有值得期待的效果。

一般來說，紅茶的咖啡因含量比咖啡少，可配合個人喜好分開飲用。

不要喝果汁

順帶一提，早餐不建議各位喝果汁。雖然「蔬果有益身體」，假如不是和果肉、果皮等「膳食纖維」的部分一起吃，無法獲得效果。目前有論文指出，喝了添加人工甜味劑的飲料或果汁，喝越多，罹患糖尿病的風險越高[※40]。

只要不當成飲料喝，蔬果昔比果汁更能攝取果肉或果皮的有益成分。早餐把水果當成副餐，養成持續喝咖啡或紅茶的習慣，可望獲得健康效果。

咖啡和紅茶對健康都有值得期待的效果。

一般來說，紅茶的咖啡因含量比咖啡少，可配合個人喜好分開飲用。

PREVENTIVE MEDICINE

37

有助改善膽固醇、心臟病，喝喝看綠茶和烏龍茶吧！

午餐或晚餐、就寢前應該喝什麼呢？筆者的推薦是「綠茶」和「烏龍茶」。前文提到的紅茶和綠茶、烏龍茶來自山茶科的「茶樹」，差異只在於「發酵程度」。

綠茶、烏龍茶、紅茶的差異

綠茶是沒有發酵的「未發酵茶」，烏龍茶是發酵程度介於中間的「半發酵茶」，紅茶是百分之百發酵的「全發酵茶」。

這些茶都富含具抗氧化作用的多酚「兒茶素」，目前已有各種研究資料顯示綠茶或烏龍茶的健康效果。

綠茶有降低LDL（壞膽固醇）的效果※41，至於烏龍茶，雖然是針對二十二人的小規模調查，一天喝一公升烏龍茶持續一個月，糖尿病指標的HbA1c（糖化血色素）會降低，「脂聯素」這種蛋白質激素會增加。

讓萬能荷爾蒙成為好幫手

脂聯素會修復血管的損傷，擴張血管，提高胰島素的效用，是對所有「生活習慣病」非常有效的重要荷爾蒙。

以約七萬七千名日本人為對象進行飲料與心臟病關聯的調查研究指出，「有喝綠茶和烏龍茶習慣的人，比起不喝的人，死於心臟病的比例較低」※42。

另一項在中國進行的茶與腦中風的關聯調查，每天喝1～2杯綠茶或烏龍茶的人，罹患腦中風的風險最低※43。

在各種飲料中，綠茶和烏龍茶的健康效果相當突出，也很融入日本人的生活習慣，真是太幸運了。

茶比水更有益身體

另外，也有論文指出「不管是哪種茶，喝越多越能降低糖尿病的風險」※44，簡而言之，比起喝水，養成喝茶的習慣更有益身體。

說到水，「氫水」這種商品引發話題，不過現階段並無證據證實有益身體。

或許今後可能會證實其效果，但與其花大錢定期購買氫水，每天喝茶更能獲得好效果。

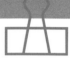

PREVENTIVE MEDICINE

38

熱茶要小心！
喝「熱茶」罹患食道癌的風險會提高8倍！

前文介紹了有益身體與有害身體的飲料，那麼飲料的「溫度」和健康有何關係呢？

各位或許會感到驚訝，「熱飲對身體不好」。這和日本藝人家鋪隆仁、歌手桑田佳祐等許多名人都曾罹患過的「食道癌」有所關聯。

伊朗東北部的哥勒斯坦省（Golestan）針對五萬人進行的研究出現「罹患食道癌的風險會隨著平時喝的飲料的溫度提高。比起喝低於六十五度溫茶的人，喝超過七十度熱茶的人，食道癌的罹患率高八倍」這樣的結果※45。哥勒斯坦省是喜愛「喝熱茶」的地區。

南美洲也有進行調查，研究富含維生素和鈣質，通稱「喝的沙拉」的瑪黛茶（Mate tea）與食道癌的關聯性，這項研究的結果也指出，無關瑪黛茶的成分，溫度越高，罹患食道癌的風險也會提高[※46]。

為什麼不能喝熱飲？

雖然沒有明確證據，有此一說是「熱飲會讓食道內膜受損，為了修復內膜，必須重複細胞分裂，所以容易罹癌」。

因為有許多研究指出食道癌與熱飲的關聯性，WHO附屬研究機構IARC（國際癌症研究機構）也將65度以上的飲料分類在二A類致癌物（可能具致癌性）。

既然熱飲與食道癌的關係已有結論，習慣喝熱茶或熱咖啡的日本人必須留意。不過，喝熱飲只是程度問題，不需要過度敏感。話雖如此——

- 每天習慣喝泡好的熱紅茶
- 每天都會喝販賣機的熱咖啡

像這樣頻繁喝熱飲的人還是要留意。

此外，吸菸者、飲酒量多的人罹患食道癌的風險也較高。在中國針對四十六萬人進行的研究，吸菸者或飲酒量多的人又喝熱飲，在加乘效果下，會提升食道癌的風險※47。

「吸菸、喝酒、愛喝熱飲」符合這三點的人務必留意。雖然食道癌對日本人來說並非罹患率高的癌症，還是不能掉以輕心。

PREVENTIVE MEDICINE

39

不要喝的NG飲料，含糖的罐裝咖啡、能量飲料

商務人士必須留意的飲料是「含糖的罐裝咖啡」和「能量飲料」。在廣告的影響下，「早上喝罐裝咖啡，開始一天的工作，午餐後為了提神喝能量飲料」，有這種習慣的商務人士出乎意料的多。一天喝數十瓶能量飲料提振精神的人也不在少數。

加了這麼多方糖！

這是非常危險的習慣，因為兩種飲料都「含有大量砂糖」。像是知名的能量飲料紅牛，究竟加了幾顆方糖的糖分呢？

根據成分標示，「100毫升有10.8公克的碳水化合物」，醣類的量是「碳水化合物－膳食纖維」，紅牛未含膳食纖維，因此10.8公克都是醣類。通常一瓶是250毫升，所以是「10.8公克×250毫升／100毫升＝27」，也就是含有27公克的醣類。

一顆方糖約4公克，換算下來一瓶紅牛加了約7顆方糖。罐裝咖啡的糖分則是3顆方糖左右。

有研究指出砂糖有「類似藥物中毒的依賴性」※48，許多人在不知不覺中養成攝取的習慣。

每天喝含有大量醣類的液體會提高罹患糖尿病的風險自不在話下，研究也已證實※49。砂糖有以下這些壞處：

- 容易罹患糖尿病
- 容易變得肥胖
- 提高罹患心肌梗塞的風險
- 容易蛀牙
- 提高罹癌風險

● 提高罹患失智症的風險
● 容易罹患脂肪肝

既然壞處這麼多，光從健康面來看可說是百害而無一利[※50]。

當然，這並不是告訴各位「絕對不要喝能量飲料或含糖的罐裝咖啡」，也有研究指出喝能量飲料可以提升專注力或記憶力[※51]。面臨重要活動之前喝，或是當作偶爾的犒賞倒是沒問題。

含糖的罐裝咖啡或能量飲料不是每天喝，而是「在重要時刻喝的飲料」。借助能量飲料的效用讓身體撐下去是所謂的「健康預支」。考慮到往後的漫長人生，這絕不是聰明的選擇，當心自食惡果。

PREVENTIVE MEDICINE

40

有助改善高血壓、膽固醇，下午茶點心吃巧克力和堅果

大部分的市售點心都含有甜味劑，基本上會提高罹患糖尿病的風險。不過，其實有資料提到「有益健康」的點心。

首先是巧克力。一般都認為是造成蛀牙的原因，沒什麼好印象，但許多研究資料顯示有益健康。

巧克力有「降低血壓的效果」※52，可可或黑巧克力富含的「多酚」黃酮醇（可可黃酮醇）能夠活絡血管內側一氧化氮的合成。

一氧化氮有擴張血管的作用，吃了巧克力能降低血壓。

此外，在瑞典針對約七萬人進行的研究也指出，比起沒吃巧克力的人，定期

吃巧克力的人罹患心肌梗塞的風險低※53。另外還有可能預防失智症的資料，巧克力可望預防各種疾病※54。

不過，有一點要注意，可望獲得健康效果的只有「可可成分高的巧克力」。找了兩組人各自吃黑巧克力和白巧克力，進行為期十八週的血壓比較，白巧克力組沒什麼變化，黑巧克力組的上壓下降了2.9mmHg※55。

而且，含糖量高的白巧克力吃多了反而會提升罹患糖尿病的風險。

含糖量低、可可成分高的「黑巧克力」之中，可可成分70%以上的「高可可含量巧克力」是最理想的點心。

別把堅果當「下酒菜」，而是「點心」

接著要推薦的點心是堅果。經常被當成下酒菜的堅果，今後請當作點心攝取。

在地中海飲食的部分也有提到，堅果含有「不飽和脂肪酸」，可降低LDL（壞膽固醇）、提升HDL（好膽固醇）※56。因為有降低壞膽固醇的效果，也能降低罹患心肌梗塞的風險※57。

或許有人擔心「吃堅果會胖不是嗎?」。請放心，長期攝取堅果反而有減重效果※58。因為具飽足感，說不定能減少晚餐的食量。

也有論文比較堅果類的健康效果※59，核桃、杏仁、開心果等堅果對降低中性脂肪或壞膽固醇特別有效，建議把這些當作點心吃。

對每天習慣吃點心的人來說，與其花錢買零食，吃巧克力或堅果能夠大大地改善身體狀況，每週兩次也好，請試著考慮改變點心的內容。

PREVENTIVE MEDICINE

41

外食或超商食品有害身體？不必在意食品添加物的理由

超商便當含有預防食物中毒的「防腐劑」或是讓外觀看起來可口的「著色劑」等「食品添加物」。

那麼，實際上食品添加物真的對身體有害嗎？

先告訴各位結論，不必太在意「有無食品添加物」。重要的是「食品的影響取決於總分」。

例如，對健康有益的茶或咖啡，其實也含有「丙烯醯胺（Acrylamide」這種致癌物。

但前文也提到，咖啡或茶具有多種健康效果，「茶或咖啡的好處多過丙烯醯胺的壞處」。

重點是「含有多少程度」的觀點。

在日本，食品添加物的使用甚至被列入一日可接受攝取量（或每日建議攝取量，ADI〔Acceptable Daily Intake〕），意指「每天吃不會影響健康的量」。ADI的計算是「這樣不會影響身體健康」的量的百分之一。JECFA這個WHO相關的食品添加物專家委員會的基準也經常採用，安全性受到保證。而且在衛生上，甚至比家裡做的料理更值得放心。

因為人類的手會附著「金黃色葡萄球菌」，有些人吃了手捏飯糰而食物中毒，放了一晚的咖哩會產生「產氣莢膜桿菌（魏氏梭菌）」，有時也會引發食物中毒。但，超商飯糰基本上不會發生這種事。

無論是添加物或天然食物，有些食品就是含有毒性成分。記住本書介紹的有益身體與有害身體的食物，保持營養均衡的飲食，不管是吃超商便當或高級超市的食品都不會有太大的問題。

PREVENTIVE MEDICINE

42

人工甜味劑的證據，砂糖反而有害身體？

「阿斯巴甜（代糖）」、「醋磺內酯鉀」、「三氯蔗糖（蔗糖素）」都是廣為人知的人工甜味劑，卻沒有資料顯示「因為是人工甜味劑，所以有害身體」。

和普通的砂糖不同且未含葡萄糖，有資料指出「不會讓血糖上升」※60。而且，以三千人為對象的統合分析，讓喝含糖飲料的人改喝添加人工甜味劑的飲料，體重反而減少※61。還有證據暗示「也許人工甜味劑比砂糖更有益健康？」。

不過，日本富山縣針對兩千名男性製造業人員進行的研究也出現「喝零卡路里的人工甜味劑飲料的人，罹患糖尿病的風險上升」這樣的結果※62。

人工甜味劑尚有研究餘地，至少在現階段沒有資料顯示比砂糖更有害身體，所以不必過度擔心。

「零卡路里」的陷阱

不過，我們總是在不知不覺間攝取人工甜味劑。

以食品來說，每一百公克未達五大卡，若是飲料，每一百毫升未達五大卡就可以標示為「零卡路里」。人工甜味劑達到零卡路里的基準，又能讓食品或飲料變甜，超商販售的商品經常使用（在酒精的部分也提到，無酒精啤酒含有人工甜味劑）。

因此，「比起零卡路里的甜食和飲料」，選擇前文介紹的堅果或巧克力、茶類更可獲得健康效果。

PREVENTIVE MEDICINE

43

蛋對身體有益或有害？

一週6顆為限？膽固醇要留意！

多數人對於蛋和牛奶的印象是「營養價值高，有益健康」，本文針對這兩項食物深入說明。

蛋在醫學論文經常被提及與「心臟病」的關聯性，在美國針對約三萬名男性進行的研究出現「蛋的攝取量或飲食攝取的膽固醇量和罹患心臟病或死亡風險有關」這樣的結果※63。

以日本人為對象的研究也指出「女性每週吃1～2顆蛋比每天吃1顆（一週7顆）的人的死亡風險低」，這項研究並未提到對男性的影響※64。

另一方面，調查約兩百萬人資料的「蛋與疾病的關聯性」的世代研究，結果顯示蛋不會提高罹患心臟病的風險，每週吃六顆反而能降低罹患心臟病的風險[※65]。

目前已有蛋與健康相關的各種論文，有些主張有助改善心臟病或對身體有害，尚未有一致的結論。

其實，蛋對身體有害的說法是來自於「膽固醇含量高」。一顆蛋有210毫克的膽固醇，吃太多很容易超過日本人的攝取上限（男性750毫克、女性600毫克）。

目前尚無明確證據

然而，二〇一五年厚生勞動省頒布的「日本人飲食攝取基準」，基於「沒有需要制定基準的明確證據」，廢除了膽固醇的攝取上限。

當然，「無法決定上限」不代表「無限制」，卻也大大地改變了「攝取膽固醇是壞事」的成見。

至於蛋，在針對二十一國十四萬人的研究中發現，攝取蛋不會改變心臟病或死亡的風險，以及血中膽固醇的數值※66。關於蛋有兩個重點：

①血液中的壞膽固醇多，就會變成罹患心臟病或腦中風的風險。

②蛋富含膽固醇。

雖然都是明確的事實，但「多吃蛋會讓血液中的壞膽固醇上升」這樣的因果關係尚未被證實。

PREVENTIVE MEDICINE

44

牛奶對身體有益或有害？
攝護腺癌風險高的人要留意！

接下來是牛奶，牛奶富含鈣質，感覺是有益健康的飲品。可是，脂肪含量高，富含讓細胞癌化的「IGF-1（胰島素樣生長因子一）」，不是只有鈣質的好處。

調查「牛奶與癌症」的論文也很多。

以「攝護腺癌」為例，四十二國調查牛奶與攝護腺癌關係的論文指出，「牛奶與攝護腺癌的致死風險有密切的關係」。許多論文也出現相同結果，遺憾地告訴各位，攝護腺癌與牛奶確實有所關聯※67、68。

不過，不能因此斷言「不要喝牛奶比較好！」。調查牛奶與大腸癌的關係的分析結果，牛奶可減少罹患大腸癌的風險※69。而且，在以超過一百萬人為對象進行的牛奶與乳癌的分析，攝取含牛奶的乳製品會降低乳癌的風險[※70]。

另一方面，世界知名的醫學期刊《新英格蘭醫學雜誌》（The New England Journal of Medicine）刊登了哈佛大學的綜述文獻「milk and health」也提到「對飲食不均衡的人來說，牛奶或許是好的營養來源。但平時已在注意飲食的人，喝牛奶應該沒什麼好處」。

現階段能夠斷言的是，「有攝護腺癌家族史的人別喝牛奶比較好」。

像蛋或牛奶這樣沒有明確結論的食物，最適當的解釋就是「不必太擔心，別攝取過量」。

飲食的重點是「總分」，不要在意不明確的食品，記住前文介紹的「吃了對身體好、對身體不好的飲食」，可望得到預防疾病的效果。

PREVENTIVE MEDICINE

45

抑制男性的老化現象，「大豆」對改善攝護腺肥大有效

據說超過60歲的男性，每兩人就有一人罹患攝護腺肥大，可說是「老化現象」的疾病，具體症狀有：

- 殘尿感持續。
- 經常想上廁所，每天因為尿意，半夜醒來。
- 有尿意卻排不出尿，或是頻繁上廁所。

攝護腺位於儲存尿液的膀胱頸連接尿道處，是「栗子大小的器官」。隨著年齡增長會變大，變得像蛋一般大會刺激膀胱或尿道，引發症狀。如果變得太大，有時必須透過雷射切除或電刀刮除。若放任不管會突然變得無法排尿，出現強烈

腹痛。這時候為了製造尿液的通道，會將「導尿管」插入膀胱。

此外，美國和歐洲針對約一萬三千人進行的研究指出「攝護腺肥大變嚴重會提高勃起功能障礙等性功能障礙的風險」※[71]，除了排尿問題還有其他弊病。

攝護腺肥大的預防方法與注意事項

首先是「大豆製品的攝取」，豆腐、納豆、黃豆粉、味噌湯等使用大豆的製品，含有多酚之一的「異黃酮」，這個成分據說有預防攝護腺肥大的效果※[72]。

攝護腺變大的構造其實與男性荷爾蒙「睪固酮」有關，睪固酮會被攝護腺內的「5α還原酶」這種酵素轉換成雄性激素「二氫睪固酮（DHT）」。DHT會讓男性頭髮稀疏、攝護腺肥大。DHT也可促進男性生殖器官的發育，是必要的荷爾蒙，對中高年男性卻也是「壞的男性荷爾蒙」。

大豆所含的異黃酮有抑制DHT或轉換酵素（5α還原酶）的作用。

異黃酮與「女性荷爾蒙」的雌激素構造相似，可和「雌激素受體」結合，發揮女性荷爾蒙的作用。這個作用能夠抑制男性荷爾蒙的作用。

可是，對「攝護腺癌惡化的人」可能有反效果。以四萬三千名日本人為對象的研究指出，大量攝取大豆或異黃酮的人，攝護腺癌的死亡風險會提高※73。

此外，儘管仍在老鼠的動物實驗階段，也已出現「異黃酮不只有雌激素的作用，也有男性荷爾蒙的效用」這樣的結果。雖然還在期待今後的研究成果，但現階段還是請各位記住「攝取大豆製品（異黃酮）雖可預防攝護腺肥大，攝護腺癌惡化的人盡量別吃」。

義大利的研究指出，積極攝取穀物和肉類的人容易攝護腺肥大，多吃蔬菜和豆類的人不易攝護腺肥大※74。另外也有資料顯示「多吃洋蔥和大蒜的人，攝護腺肥大的發病率較低」※75。

對日本人來說，減少穀物的攝取量不太容易，但多吃蔬菜、少吃肉應該做得到，再加上確實攝取大豆食品，留意「多菜少肉」的飲食生活。

生活習慣病的預防也不可或缺，目前全球正在提倡「攝護腺肥大或許是一種代謝症候群」的概念※76。

高血壓、肥胖、糖尿病之類的生活習慣病會刺激「交感神經」，不斷地活絡身體，處於緊張狀態。攝護腺的肌肉也會緊繃，或許因此導致攝護腺肥大。

關於生活習慣病的改善，後文提到「阻力訓練」很有效（請參閱 P288），定期運動也是必做之事。

PREVENTIVE MEDICINE

46

有益身體的營養補充品只有兩種：n-3脂肪酸和葉酸

我經常被問到「營養補充品真的有效嗎？」

歸納目前已完成的各種研究，針對二四種營養補充品對健康的影響的綜述文獻提到「大部分的營養補充品吃或不吃對健康沒什麼影響」※77。

好比鈣質與維生素D的混合劑有「提高腦中風的風險」，約翰霍普金斯大學的醫師歸納的論文指出，習慣大量攝取維生素E的人，死亡率會上升※78。

熱中學習營養知識的人知道「維生素C具抗氧化作用，可抑制活性氧」，可能無法接受這樣的結果。

營養補充品沒效的理由

希望各位知道一個事實，「在現代醫學，每種成分對身體有益或有害尚未有詳細的解釋」。

攝取像營養補充品那樣抽取出來的各種成分沒有健康效果，但堅果、咖啡、優格之類的食品的相關研究卻明確顯示健康上的「差異」。

「蔬菜有益身體」、「水果有益身體」的論文很多，不過醫學上仍不是能夠詳盡說明「為何對身體好」的階段。不要過度相信成分，不要過度相信現代醫學比較好。

比起「總覺得對身體好」而攝取維生素的營養補充品，確實攝取蔬果的CP值比較高。

驚人的健康效果

另一方面，健康效果受到認可的營養補充品少歸少，還是有。

首先是「n-3脂肪酸」的營養補充品。或許各位比較熟悉的是DHA、EPA，在綜述文獻中提到，n-3脂肪酸會降低心臟病的風險※79。n-3脂肪酸是「魚類富含的油脂」，已被證明具有降低壞膽固醇的效果。對沒有定期攝取含量豐富的「魚類」或攝取機會少的人來說，可望得到健康效果。

另有報告指出，「葉酸」的營養補充品也會降低腦中風的風險※80。葉酸是維生素B群的一種，是菠菜或海苔富含的成分。

葉酸與孕婦有著密不可分的關係，葉酸有助於製造胎兒的大腦或脊髓的「神經管」，攝取量不足會引起先天性畸形的「神經管缺損」。

為了避免胎兒發育不良，孕婦會攝取葉酸的營養補充品，幫助胎兒一起補充。

n-3脂肪酸和葉酸的營養補充品值得一試。

後文也會提到「有骨質疏鬆症風險的人」單吃維生素D的營養補充品會有幫助（請參閱 P243）。

PREVENTIVE MEDICINE

47

延長壽命的最強飲食習慣，以「總分」考量飲食

本章針對各種飲食方式或飲料的健康效果進行了說明。

特別是有生活習慣病的人，應該會很在意有助於自身疾病的飲食習慣。有些疾病能夠一對一應對，請參照下頁的圖14。

我想很多人已經發現，「只對」特定疾病有效的食品很少。「有益身體的食物」是以複合的理由為身體帶來良好作用，針對各疾病採取對策或許沒什麼意義。

因此，與其思考一對一應對疾病，根據現階段資料指出「全面增加對身體有益的飲食習慣，減少對身體有害的飲食習慣」才是健康的飲食習慣。

圖 14 【各症狀】對身體有益的食物

高血壓

水果、巧克力、減鹽食品

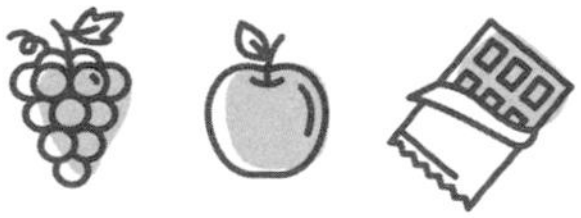

糖尿病

全穀物、水果、蔬菜、地中海飲食

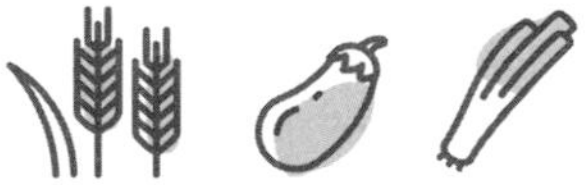

高脂血症（膽固醇數值高的人）

綠茶、堅果、魚類

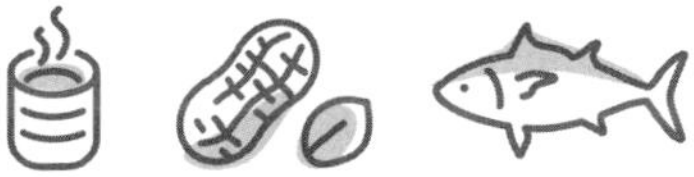

高尿酸血症（尿酸值高的人）

咖啡、優格

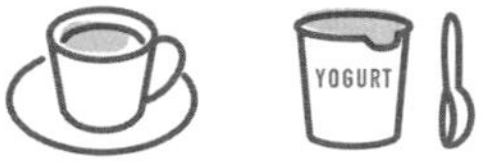

重點是「持之以恆」

學到正確的知識後，重要的是「能夠持之以恆」。

例如，有些人習慣吃荷包蛋加培根，「既然知道培根（加工肉）會提高大腸癌的風險，那就試著不吃培根」，不妨試著這麼做。

與其刻意不吃最喜歡的燒肉，改變「沒有特別堅持的部分」的飲食習慣比較容易持續下去。

不必為了完全做到本書介紹的飲食習慣，讓自己累積壓力，貫徹實行。況且像低醣飲食那樣「不持久」的情況很多，以長期角度思考，好處會消失。

逐一設定在你目前的飲食生活中能夠改變或持續的部分，這麼做可以把將來生病的風險降至最低。請試著將「最強的飲食與預防醫學」的知識融入生活之中。

PREVENTIVE
MEDICINE

CHAPTER 5

科學認證的遠離疾病的生活習慣

其實「多運動有益身體」、「多睡覺對身體好」是錯誤的觀念。本章將說明延長健康預期壽命的「正確生活習慣」。

PREVENTIVE MEDICINE

48

暴食會縮短壽命，隱性糖尿病的「血糖飆升」要留意！

本吃東西狼吞虎嚥在醫學上是很不好的事，因為這樣會讓血糖急速上升。飯後血糖急速上升稱為「血糖飆升」。

「為何血糖飆升有害身體」，這與糖尿病的構成有關。

罹患糖尿病，持續高血糖的狀態會產生「活性氧」這種有毒物質損害血管。這樣的狀態持續下去，血管會越來越殘破不堪，於是身體會製造「抗氧化物質」保護血管※1、2。

另一方面，沒有糖尿病卻有血糖飆升的人，因為平時血糖正常，血管未做好「準備」，結果持續受到傷害。即使是糖尿病的人，就算有抗氧化物質，若出現血糖飆升也是不好的事。也就是說，不管是糖尿病患者、糖尿病前期患者或正常人，血糖飆升都對身體有害。

如前文所述，糖尿病的本質並非「尿液含有大量糖分」，而是「血管受損」。與其說糖尿病，「血管受損高血糖病」這個名稱或許比較適當，因為這是與血管有關的疾病。

糖尿病的指標「HbA1c（糖化血色素）」是二～三個月的平均血糖值，若以極端的例子說明，血糖值固定為100的人，以及反覆徘徊在0至200，平均值是100的人，HbA1c的數值相同。

假如飯後血糖高，平時血糖不高，HbA1c會在正常範圍，所以不會留意到血糖飆升這件事。因此，血糖飆升又稱為「隱性糖尿病」。

「飯後血糖」對身體的影響

關於飯後血糖，有一篇有趣的論文。在歐洲針對兩萬名市民進行的糖尿病流行病學及診斷標準研究（DECODE），比較「飯後血糖」與「空腹血糖」的結果，比起「空腹血糖高」，「飯後血糖高」的人，生病或死亡的風險會提高※3。

在日本的山形縣舟形町也針對約三千名居民進行研究，雖然無法證明空腹血糖與罹患心臟病的風險有關，卻顯示飯後高血糖與罹患心臟病的風險的確有關[※4]。

像這樣已經證實「飯後高血糖對身體有害」。健檢的抽血檢查會測量「空腹血糖」，所以經常遺漏這個風險，不要以為空腹血糖正常就可以放心。

防止暴食的具體方法

為了防止暴食，請試一試咀嚼三十次。咀嚼（咬食物）的次數增加自然能夠防止暴食。容易感到飽足，也會有減少食量的效果[※5]。此外，以五萬七千名日本人為對象的研究也指出「比起吃很快的人，細嚼慢嚥的人不易罹患代謝症候群」[※6]。假如三十次太難，先試著在「能夠持續的範圍內決定咀嚼次數，養成習慣」。

此外，「吃的順序」也是一種對策，關鍵是蔬菜。

觀察「先吃蔬菜，再吃碳水化合物」與「先吃碳水化合物，再吃蔬菜」的血糖變化的研究顯示，先吃蔬菜，飯後血糖的上升或長期的血糖控制獲得改善※7。也有論文指出，比起不吃蔬菜，蔬菜配白飯一起吃能夠抑制飯後血糖的上升※8。

超過40歲的人請不要有「吃東西一定要吃完」的迷思。假如在中餐廳點了炒飯定食，炒飯的分量很多，還剩下三分之一左右。

可是，已經吃飽了就別勉強吃完。進食量多，血糖值會上升，八分飽最理想。

日本有句俗話說「一粒米中住著七位神明」，所以許多人認為「飯沒吃完是不好的事」。可是，神明應該也不希望你吃太多而罹患生活習慣病，變得短命。

PREVENTIVE MEDICINE

49

對預防糖尿病也有效，遠離牙周病的知識與習慣

超過40歲，據說約半數的人會罹患「牙周病」[※9]。

牙周病惡化，牙齒會變得搖晃，起初牙齦腫脹，刷牙時出血，沒有明顯症狀。通常是悄悄地惡化，很難察覺。

牙周病對身體造成的負面影響

可是，如果放任不管會引發許多併發症。首先，心肌梗塞等心臟病的風險會提高[※10]。因為口腔內血管密佈，牙周病的原因「牙菌斑」會從口中的血管遍及全身的血管，引起發炎。於是，動脈硬化惡化，心肌梗塞等的風險會提高。

此外，牙周病與糖尿病也有密切的關係。牙菌斑讓身體發炎，體內控制血糖的「胰島素」功能下降，導致血糖上升※11。

罹患糖尿病後，免疫功能會下降，然後糖尿病導致牙周病惡化，陷入最糟的循環。

反之，也有治療牙周病讓血糖降低，糖尿病的控制獲得改善的情況※12。另外，血管發炎也會提高罹患阿茲海默症（失智）的風險※13。

只刷牙還不夠！

為了不要得到牙周病，仔細刷牙是最重要的事。不過，清除細部牙垢，只靠刷牙很難做到。

請搭配牙線或牙間刷等清除細部牙垢的工具。

然而，這麼做還是無法百分之百預防牙周病，為了早期發現、治療，必須定期到牙科診所就診，確認有無牙周病，讓牙醫師去除牙垢（牙菌斑）達到牙周病的預防。如果可以的話，半年去一次，至少一年去一次會比較安心。

除了口腔內部，牙周病對大腦、心臟、血管引發全身的問題，是很可怕的疾病。徹底實行「半年看一次牙醫」、「每天使用牙線或牙間刷仔細刷牙」，守護你的牙齒與全身。

PREVENTIVE MEDICINE

50

久坐會早死，抖腳令人意想不到的健康效果

因為新冠病毒疫情蔓延的影響，「遠距工作」與「居家辦公」已成為理所當然的普遍化工作型態。其實，早在半世紀前已有研究資料顯示，這樣會造成不好的將來。

久坐會早死

一九五〇年代，倫敦出現了紅色雙層巴士「AEC路霸」。因為當時沒有自動售票機，除了駕駛巴士的司機，還有一位售票員忙著為乘客剪票。

見到那幅景象，莫里斯（Jeremy N. Morris）博士聯想到那時英國死亡人數最

多的心肌梗塞，心想「忙碌穿梭在雙層巴士的售票員和一直坐著開車的司機，哪一邊罹患心肌梗塞的人較多？」，接著展開研究。結果發現比起售票員，一直坐著開車的司機罹患心肌梗塞的比例較高※14。

以此研究為契機，建立「久坐或許有害身體」的假設，在世界各地發表各種論文。

有論文指出平常不運動，每天坐著的時間超過8小時的人，死亡率上升約60%※15。另有論文指出，或坐或躺的時間比例幾乎相同也會提升死亡風險※16。全球都已做出「久坐會縮短壽命」的結論。

為何久坐有害身體？

一直坐著的生活稱為「坐式生活型態（Sedentary lifestyle）」，這種型態有各種弊病，可說是對身體非常不好的生活型態。

身為職醫的我，開始居家辦公後覺得「糖尿病患者的HbA1c（糖化血色素）急速惡化，罹患糖尿病的人增加」，心中萌生危機感。

而且坐著的時候，幾乎不會用到人體最大的肌肉「股四頭肌」，這個肌肉長時間不使用，控制血糖的胰島素效用會變差，血糖變得不易下降。

抖腳有益身體？

英國有研究指出「對肌肉沒有刺激的狀態有害身體」[※17]。以約一萬兩千人為對象，比較經常抖腳與很少抖腳的女性，結果顯示「很少抖腳的女性，死亡風險上升」。

就某種意義上或許可說，在不會對他人造成困擾的範圍內，「從事文書工作的人抖腳比較好！」。

居家辦公的人為了彌補久坐的缺點必須有所調整，建議選擇使用「升降桌」。升降桌是用於站立工作，比一般桌子高的辦公桌。可配合各種不同的身高，通常是升降式的設計。站著工作會刺激股四頭肌，也能有效消耗熱量。

其實在北歐諸國，「站著工作」、「站著開會」已是根深蒂固的文化。Google、臉書等矽谷的大企業也積極導入升降桌。

日本的樂天、愛麗思歐雅瑪（IRIS OHYAMA）等企業也已導入，居家辦公的人為了健康請考慮購入。

坐著工作時，每30分鐘起身一次或在家裡繞一圈，養成這樣的習慣也是有效的方法。

若是不得不坐著工作的人，有研究指出「確實做運動能夠抵消久坐對身體造成的損害」，那就試著運動消除久坐產生的壞處[※18]。後文將說明40歲後最好做到的基準運動量。

PREVENTIVE MEDICINE

51

超過40歲不運動是致命的事，以一天快走8千步為目標

沒有比運動對身體更好的習慣。運動能夠預防「高血壓」、「糖尿病」、「肥胖」、「大腸癌」、「停經女性的乳癌」、「憂鬱症」、「骨質疏鬆症」、「失智症」等許多疾病。

說到運動，或許會聯想到「穿著慢跑褲跑步」、「在健身房做肌力訓練」，其實不必做到那種程度。

每天只要運動十五分鐘，比起不運動的人，死亡風險就能降低14%※19。

「花大錢接受健檢，在意食材，完全不運動」，這在預防醫學可說是本末倒置的狀況。

運動之中最容易做到的是「健走」。最常見的方法是，包含上下班或購物在內，測量一天的步數。請以8000步為目標。在美國針對約一萬五千名女性的研究指出，「走約8000步能夠延長壽命」。不過，超過8000步沒有太大改變※20。

但是聽到8000步，有些人難免感到擔心。請放心！雖然依個人的生活型態而異，光是上下班或外出用餐就能走到3000～4000步左右。多數的智慧型手機都有內建計步器，請試著確認一天的步數。

將一天的步數再加上「提前一站下車走路」、「買東西不開車，走路去」應該就能達到8000步。

走路變健康的機制

心臟會隨著年齡增長變硬，心跳變慢。不過，運動能夠讓將血液送往全身的「心室」，增加肌肉，改善心臟功能。常言道「運動會提升心肺功能」，這個原理使心臟變強，請藉由走路維持心跳順暢、充滿活力的心臟。

此外，運動也對心臟功能衰退的人非常有效。針對心衰竭患者進行的研究指出，定期運動與不運動的人相比，心臟功能獲得改善※21。

運動也有「防止心臟劣化」的意義，對所有人來說是非常重要的事。除了步數，「步速」也同樣重要。有研究指出即使是相同步數，走路速度對身體的影響會有所改變。

快走的健康證明

例如，日本的「中之条研究」是調查走路速度與健康的關係。這項研究耗時約十五年，調查群馬縣中之条町5000名居民的生活習慣與健康的關係。結果顯示做「中強度」的運動二十分鐘以上可有效預防生活習慣病※22。順帶一提，中之条研究也有提出走路8000步的重要性。

說到「中度運動」，許多人會摸不著頭緒。有一個數值化的指標——「METs（代謝當量）」，這是表示運動強度單位的醫學用語。

坐著什麼都不做是1METs、慢跑是7METs，所以相當於「中強度」的運動是3～5METs。

若是健走，「普通速度」是3METs，「稍微快走」約是3.8METs。與其毫無意識地走路，稍微走快一點可望得到好效果。請以「和旁人說話有點喘的速度」為目標。

也有論文指出，感染新冠病毒後，平常走路速度快的人不易重症※23。雖然這個因果關係尚不明確，快走不易罹患生活習慣病，能夠鍛鍊心肺功能，可能減輕重症化的風險。

PREVENTIVE MEDICINE

52

「明明不胖卻膽固醇高……」
高脂血症和糖尿病容易遺傳

「明明不胖，生活作息也很規律，健檢結果卻是膽固醇過高……」

這樣的人問題不是出在生活習慣，可能是「基因」。

LDL壞膽固醇囤積太多，會被肝臟的LDL受體破壞，避免數值過度上升。

可是，一部分的人因為基因突變，LDL受體無法正常發揮作用，因此「雖然沒有生活習慣病，膽固醇卻很高」。

這種狀態被診斷為「家族性高膽固醇血症」，顯然就是一種「疾病」。在日本，每五百人就超過一人有這種病。

若是「家族性高膽固醇血症」，年輕時罹患心肌梗塞或腦梗塞的風險會上升，必須趁早進行投藥治療。

糖尿病的遺傳因子也很強！

除了膽固醇，糖尿病的遺傳因子也占大多數。糖尿病概分為第一型（胰臟分泌胰島素的細胞被破壞的疾病）與第二型（生活習慣紊亂導致胰島素作用下降的疾病），第二型糖尿病受到遺傳的影響很大。順帶一提，九成糖尿病患者是第二型。

由東京大學和大阪大學等校共同進行的研究，分析包含日本人在內的七萬七千名東亞人的基因，一八三個基因間隔區與第二型糖尿病有關※24。

當體內血糖值上升，胰臟會分泌「胰島素」，因為胰島素的作用降低血糖。可是，受到基因影響導致血糖下降幅度改變，分為容易罹患第二型糖尿病與不易罹患的兩種人。

高脂血症或糖尿病被說成是生活習慣病，或許被視為「懶人才會得的病」，其實是受到基因這種「與生俱來」的條件影響的疾病。遺憾的是，人類生來就不平等，因為「基因」的差異，生病的風險打從出生就各不相同。

基因無法改變

改變基因在現代醫學是不可能的事，父母或祖父母有糖尿病或高脂血症的人，可能會遺傳相同的生活習慣病的基因。假如有那樣的基因，必須接受基因導致的障礙，比一般人更留意平時的生活習慣。

目前有「他汀類藥物（statins）」這種降血脂或控制血糖的藥物，如果出現異常數值請盡早就醫。

另一方面，消費者基因檢測（DTC）這項商機在日本引發話題，那是採取口腔內的組織等身體的一部分，分析基因，判斷是否容易罹患生活習慣病的檢測。

「完整分析自己的基因」是非常近未來的檢測，令人期待引發迴響。遺憾的是，消費者基因檢測（DTC）的精準度尚未確立※25，從醫療人員的角度來看，這個檢測好比「占卜」。

目前在美國，消費者基因檢測（DTC）因為無法證明有效性，被禁止進行。或許是在美國被禁止的影響，在日本的「基因商機」過度發燒。

「遺傳醫學」今後會受到更多關注，但現階段在證據方面尚未確立有益的基因分析方法，因此現在只要徹底做好「注意父母罹患的疾病」。

PREVENTIVE MEDICINE

53

睡眠不足或睡太多都不行，科學證實「理想睡眠」是7小時

睡眠是身體健康的關鍵，進行職醫面談時，我一定會確認對方每天睡幾小時，但就算是「睡很飽」的人也不過四、五個小時。

那麼，睡眠的正確時間應該是幾小時？首先，各種研究已做出結論：「睡眠不足六小時有害身體」。

睡眠不足六小時的人，罹患高血壓或糖尿病的風險會提高※26。針對一千六百名罹患高血壓等生活習慣病的人進行睡眠時間的調查，結果顯示睡眠不足六小時，死於癌症或心肌梗塞的風險提高※27。

睡眠時間短，抑制食慾的「瘦體素（Leptin）」的分泌量會減少，促進食慾的「飢餓素（Ghrelin）」的分泌量會增加，於是變成易胖體質※28。

只要努力就能成為短眠者？

說到只睡三～四小時就能恢復體力的短眠者，根據近年的研究得知「遺傳」的影響很大。

分析短眠者的基因，明確得知是DEC2基因、ADRB1基因發生突變所致※29、30。

然而，就算擁有短眠者基因，目前尚未證實「持續短時間的睡眠對健康無害」。更何況是擁有普通基因的人，持續只睡三小時肯定不是好事，千萬別那麼做。

雖然我能理解想在短時間內睡飽的心情，但考量到健康層面，這是風險極大的行為，請務必停止。

統計十萬名日本人的睡眠時間的論文也指出，「睡眠少於七小時，壽命會縮短」※31。

以女性來說，「比起睡七小時的人，睡眠不足四小時的人，死亡率會提高約兩倍」。

那麼，如果是「睡太多」呢？

以十萬名日本人為對象的研究指出，「睡眠超過八小時的人比睡七小時的人短命」※32。

關於這份研究，是否因為年齡或生活習慣病等對身體有不良影響的原因導致睡眠時間變長，以及睡眠時間長對身體會造成不良影響的因果關係尚未釐清。可是，「睡太多」的確對身體不好。

現階段的結論是「睡太多會提高縮短壽命的風險，也很有可能導致那樣的風險」。以睡眠的結論來說，最能達到長壽的睡眠時間是「七小時」。關於睡眠品質出現各種議論，接下來說明有效的方法。

提升睡眠品質的方法

- 睡前一．五小時洗澡提高深層體溫（內臟溫度），洗完澡後，深層體溫會持續下降，減少與表面體溫（皮膚表面的溫度）的差距會比較好入睡。
- 睡前飲酒控制在一杯的量（喝太多酒恐會降低睡眠品質）。

● 睡前不要滑手機，那麼做會讓大腦以為現在還是白天，減少誘發睡意的「褪黑激素（Melatonin）」的分泌量（手機如果放在床邊會忍不住拿來滑，養成放在客廳充電的習慣是有效的方法）。

● 起床時照照陽光，調整生理時鐘。

請各位試試看適合自己的方法，確保睡眠品質，以理想睡眠的「七小時」為目標，調整生活節奏。

PREVENTIVE MEDICINE

54

聽力變差、朋友少的人要留意，預防失智症的12種方法

預防醫學的最後關卡是「失智症」，據說全球每年約一千萬人罹患失智症※33。雖然失智症不會因此死亡，但因為無法順利進食，容易「噎嗆」導致吸入性肺炎，跌倒容易骨折等複合式要因，發病後的生存期間為七～十年※34。

更重要的是，多數無法和親近的家人溝通。為了度過充實的晚年生活，請盡力做好失智症的預防。

近年已將預防失智症的有效對策做了統整，二〇二〇年，醫學期刊《刺胳針》（The Lancet）發表「實行造成失智症的十二大危險因子的對策，預防失智症的效果最高可達40%」※35。

十二大危險因子分別是「缺乏教育」、「聽力減退」、「高血壓」、「肥胖」、「吸菸」、「憂鬱症」、「社交孤立」、「缺乏運動」、「糖尿病」、「飲酒過量」、「頭部外傷」、「空氣汙染」。

罹患生活習慣病就會罹患失智症？

令人意外的是，生活習慣病和失智症有關。前文已提及生活習慣病和動脈硬化有關，當然也會影響大腦的血管。

即使沒有發生大腦血管堵塞，引起麻痺的腦梗塞，有時會在不知不覺間發生無症狀的「不自覺型腦梗塞」。大腦慢慢地無法獲得充足血液，轉移成失智症，這種狀態稱為「血管性失智症」，據說是繼阿茲海默症之後第二多的類型。

換言之，罹患高血壓、糖尿病，容易罹患失智症，抽菸的人也會因為香菸對身體的影響，加上動脈硬化的影響，變得容易罹患失智症。

此外，十二大危險因子之中，引人注意的是「聽力減退」。

大腦是從五感接受刺激，無法從聽覺獲得資訊，表示大腦開始劣化。

健康戰略
血液、尿液、內臟器官
癌症
飲食術
生活習慣
心理療護
生病之後的預防醫學

覺得「聽不清楚？」時應該要做的事

有論文指出中年時期的聽力下降與大腦中掌管記憶的「海馬」或「顳葉」的萎縮有關[※36]。重聽導致的失智症對策是戴助聽器，使用助聽器能夠減緩認知功能的下降[※37]。

如果覺得自己或父母「好像有點聽不清楚」，不要以為是年紀大的關係，請至耳鼻喉科做聽力檢查。

若是需要戴助聽器的狀態，為了降低失智風險，請盡早那麼做。

另一個引人注意的項目是「社交孤立」，社交孤立簡而言之就是「與他人的互動關係」薄弱。

分析八十一萬人的資料，結果顯示單身者或喪偶者的失智症風險比已婚者高[※38]。在倫敦針對一萬人進行的追蹤調查也指出，和朋友等他人的互動越少越容易罹患失智症[※39]。

伴侶的存在對預防失智症有良好效果，即使是獨居者，和能夠共同打發時間的朋友保持互動對預防失智症非常有效。

順帶一提，十二大危險因子之中不包含「飲食」和「睡眠」，但如前文所述，有資料顯示地中海飲食可降低罹患失智症的風險。

午睡超過1小時要注意！

另外，關於「睡眠」，在北歐的研究指出睡超過九小時會增加失智症的風險[※40]。在日本，針對福岡縣久山町的居民進行的研究也出現「睡眠不足五小時和超過十小時的情況，罹患失智症的風險會提高」這樣的結果[※41]。

從預防失智症的觀點來看，七小時左右的睡眠最理想。順帶一提，關於「午睡」和失智症的關係也有論文指出，「一小時以內的午睡可降低罹患阿茲海默症的風險，超過一小時會提高」[※42]。此外，在美國針對兩千五百位高齡者進行的研究出現「午睡時間越長，記憶力會下降」的結果[※43]。因此，午睡時間控制在一小時以內比較妥當。

大腦訓練對預防失智症有效？

說到預防失智症，許多人會實行大腦訓練。儘管有論文指出大腦訓練會讓大腦變得更活絡，仍未證實具有預防失智症的明確效果※44。活絡正常的大腦（從零到正）與預防失智症（從負到零）是似是而非的情況。

預防失智症的對策除了運動或飲食等平時的生活習慣病對策，再加上「覺得聽不清楚就去耳鼻喉科做檢查」、「退休後和朋友保持良好互動」等都是有效的方法。正視「十二大危險因子」，試著逐一消滅。

PREVENTIVE MEDICINE

55

三溫暖真的對健康有效嗎？

傷害腎臟的 NG 行為

日本近年流行三溫暖，街頭巷尾出現「三溫暖迷」推崇三溫暖的好處，掀起一股熱潮。

進入三溫暖蒸氣室，再泡冷水浴，重複這樣的行為，然後休息達到「調整」身體的狀態。一旦試過就很容易迷上。

那麼，在「健康」方面又是如何呢？有幾篇論文提出「似乎對健康有益」。

首先是和失智症的關聯，針對一萬四千名芬蘭人進行的研究指出，每個月做九～十二次三溫暖的人和四次以下的人，前者罹患失智症的風險低※45。此外，以兩千名芬蘭男性為對象的研究資料顯示，常做三溫暖，罹患失智症或阿茲海默症的風險會降低※46。

同樣是芬蘭的研究，以一千六百位男性為對象調查高血壓和三溫暖的關係，結果也是常做三溫暖與降低高血壓的風險有關※47。而且以兩千名中年男性為對象的研究也認同三溫暖與降低心臟病或死亡風險有關※48。

雖然都是有益健康的資料，但不能全盤接受。因為「和三溫暖有關的論文幾乎都來自芬蘭」。

芬蘭的三溫暖和日本的三溫暖截然不同。

日本多數的三溫暖是「乾式三溫暖」，溫度是70～100度的高溫，濕度低約20%。另一方面，芬蘭是「濕式三溫暖（芬蘭浴）」，溫度偏低的40～50度，濕度接近100%。

日本與芬蘭的三溫暖的特徵完全不同，可能帶給人體不同的影響，而且日本的乾式三溫暖要注意「脫水」這件事。沒有補充水分長時間待在三溫暖蒸氣室，對腎臟會造成很大的負擔。

腎臟功能下降的「急性腎衰竭」的原因概分為三種。

腎臟發炎的「腎因性」、腎臟與膀胱之間的輸尿管堵塞的「腎後性」、因脫水導致腎臟血流不足的「腎前性」。脫水可能會導致第三種的「腎前性腎衰竭」。

或許有人會想「做完三溫暖馬上喝水就不會有事」，可是暫時性的腎前性腎衰竭會損害腎臟的「腎小管」※49，可能慢慢地在腎臟累積損傷。

而且，脫水狀態會讓血液中的「水分」減少，血液變得濃縮，提高腦梗塞或痛風、尿路結石的發病風險。

歌手西城秀樹也曾因為做三溫暖引發腦梗塞，據說就是當時沒有攝取水分所致。

「日本的三溫暖可望獲得健康效果」是沒有根據的事。不過，做三溫暖流汗會覺得很舒服，也能消除壓力，確實補充水分，好好享受三溫暖帶來的通體舒暢。

PREVENTIVE MEDICINE

56

戒菸成功的重點，接受「抽菸是生病」這個事實

雖然人們常說「抽菸百害而無一利」，這種說法並不正確。因為還有「能夠達成充實且私密的溝通」、「能夠緩和緊張」、「能夠轉換心情」等好處。

然而，相較於那些好處，壞處實在太多。如下頁圖15所示，抽菸會對各種疾病造成影響。

香菸所含的尼古丁會讓血管收縮，成為高血壓的原因，也會讓牙齦血管收縮，使牙齦缺氧導致細菌繁殖，有時會引發牙周病。再加上胰島素的作用惡化，提高胰島素效用的「脂聯素」分泌量減少，也會提升罹患糖尿病的風險。

圖 15　抽菸的壞處

- 增加罹癌風險
  （肺癌、食道癌、咽喉癌、口腔癌、胰臟癌、胃癌、肝癌、膀胱癌等）
- 增加罹患菸害疾病、氣喘的風險
- 生活習慣病惡化
  （高血壓、糖尿病、高脂血症、代謝症候群）
- 骨質疏鬆症惡化
- 牙周病惡化
- 腹主動脈瘤惡化
- 更年期早期發作

吸菸絕對是「對身體造成莫大不良影響的生活習慣」，所以國家採行嚴格的政策。

日本在二〇一〇年提高菸草稅和售價，根據《健康增加法》的修正，二〇二〇年起，原則上禁止在室內吸菸，或許是這些對吸菸者設下的重重阻礙，日本國內約一千四百萬名吸菸者之中，每四人約有一人產生了「想戒菸」的念頭※50。

市面上也出現許多關於「戒菸方法」的書籍，吸菸者想盡辦法嘗試戒菸，但受挫的人也不在少數。

尼古丁和大麻一樣具有依賴性

戒菸不順利的人請記住「抽菸＝生病」這件事，理解這個概念非常重要。這個現象的根本部分是大腦對尼古丁的「依賴症」（菸癮）。吸菸會讓尼古丁和大腦「腹側被蓋區」的尼古丁受體（菸鹼受體）結合。這時候會分泌「多巴胺」、「腎上腺素」等神經傳導物質，於是吸菸者腦內會認為有尼古丁的狀態是理所當然的事，大腦便將這些傳達物質的分泌「交給尼古丁」。

在這樣的狀態下突然戒菸失去尼古丁，已經習慣偷懶的大腦無法充分分泌神經傳導物質，因此會出現頭痛、焦躁、情緒不穩等「戒斷症狀」。

事實上，尼古丁和違法藥物海洛英、古柯鹼一樣容易讓人上癮※51。基於香菸的有害性，原本應是法律禁止的物品，但突然禁止已經相當普遍的菸，很可能導致混亂的局面，因此日本政府採行戒菸對策，希望降低吸菸率。

戒菸門診的治療

對於和藥物一樣具有高度依賴性的物品，就算想靠自己的意志擺脫，因為無法順利達成，就以「自己負責」為理由放棄不是明智之舉。

既然戒菸不容易，不妨當成「治療疾病」，去戒菸門診尋求幫助。戒菸門診只要符合一定的條件，就能以「醫療保險」接受價格合理的治療。

包含以往的尼古丁口香糖（咀嚼錠）、尼古丁貼片等含少量尼古丁成分的物品在內，對已經習慣偷懶的大腦給予「復健期間」的治療也很有效。治療方法配合時代有所變化。

在日本，二〇二〇年十二月開始首次讓「戒菸APP」成為適用保險的處方。醫師可以像開立藥物或貼布那樣對患者開立APP的處方。

尼古丁口香糖或貼片是以緩和「身體的依賴」為目的，CureApp公司製作的戒菸治療APP是透過聊天室進行戒斷症狀的對策，記錄戒菸狀況，減緩「心理的依賴」。搭配使用這個APP，半年後戒菸的持續率上升約64%[※52]。

根據這樣的資料提出了「和藥物相同，甚至有超過藥物的價值，視為健保給付項目，負擔三成」的方針，給予認可。

身心皆受到適切支援，不會覺得「只有自己在努力」是戒菸最大的訣竅。

加熱菸、電子菸是什麼？

順帶一提，有論文指出把普通香菸換成加熱菸（IQOS）半年，好膽固醇的數值獲得改善，也有資料顯示「加熱菸比普通香菸好」※53。

關於電子菸，目前尚無長期性的資料，但已確認電子菸會引發重度肺炎※54。

無論是哪一種，加熱菸和電子菸的安全性仍未被確定。

首先要接受「無法戒菸是生病」這個事實，和其他疾病一樣，戒菸無法單憑己力達成。

PREVENTIVE MEDICINE

57

導致久病臥床的「骨質疏鬆症」

每天做15分鐘日光浴，親子一起預防！

為了延長健康預期壽命，「預防骨質疏鬆症」極為重要。在二十四小時都有救護車出入的「急症醫院」已是稀鬆平常的景象，例如——

「因為骨質疏鬆症，骨頭變得脆弱↓因為跌倒骨折，被急救送醫↓住院後，肌力衰退↓出院後，坐輪椅或久病臥床。」

只不過是一次的跌倒骨折，可能就此失去靠自己雙腳自立生活的「健康預期壽命」（特別是支撐髖關節的「股骨」容易骨折，必須留意）。

根據厚生勞動省的統計，在日本需要照護的原因約兩成是代表骨質疏鬆症的

「關節疾病」或「骨折、跌倒」※55。

女性應該注意的理由

骨質疏鬆症是因為年齡增長或飲食習慣造成「骨密度」下降的疾病。隨著年齡增長，任何人都應該要注意，尤其是「停經的女性」。

人體內有負責合成骨骼的「成骨細胞」與破壞骨組織的「破骨細胞」，兩者互相合作達成骨骼的新陳代謝。

可是，對破骨細胞放任不管，骨組織會受到過度破壞，此時需要「抑制」的角色。

以女性來說，卵巢分泌的「雌激素」就能抑制破骨細胞。但，生理期結束的「停經」狀態會讓雌激素的分泌量驟減。

因此，無法充分抑制破骨細胞，骨骼變得脆弱。而且，停經後LDL壞膽固醇容易上升，會出現更年期障礙的症狀，總之務必留意「骨質疏鬆症」。

每天做15分鐘日光浴

日常生活中首先要注意的是「曬太陽」。接觸陽光，紫外線和皮膚產生反應會製造維生素D。維生素D會促進腸道吸收鈣質，如果缺乏，腸道無法順利吸收鈣質，骨骼就會變得脆弱。

接觸太多紫外線是造成皮膚癌的原因等，雖然日光浴給人強烈的負面印象，為了預防骨質疏鬆症，「適度的曬太陽」非常重要。而且，紫外線不會穿透玻璃，隔著玻璃曬太陽是沒意義的事※56。

做日光浴的時間沒有明確的基準，成人需要約600IU的維生素D。一份邁阿密與波士頓的研究資料指出，「合成400IU的維生素D必須在中午做五分鐘左右的日光浴」※57，一天做約十五分鐘的日光浴即可。

說到飲食的重點，吃素的人容易缺乏維生素D。魚類、菇類和蛋含有維生素D，蔬菜幾乎沒有。如果只吃蔬菜，可能會完全沒有攝取到維生素D。

無法透過飲食攝取怎麼辦？

假如無法做長時間的日光浴，也無法從飲食中攝取維生素D，確實會造成維生素D不足。若處於這種情況，請攝取維生素D的營養補充品。如前文所述，對一般人沒什麼效果的維生素類營養補充品，對完全無法攝取的人來說可能非常有效。

雖然無法避免骨密度隨著年齡增長而下降，對「高齡者」來說「骨質疏鬆症檢測」非常有效。

日本的市鄉鎮等政府單位有分發免費的骨質疏鬆症檢測券，也可在住家附近的內科或骨科診所等處接受檢測。經檢測發現有骨質疏鬆症，有時醫師會開立讓骨骼強健的藥物。

國際骨質疏鬆症基金會（Internation Osteoporesis Foundation）推薦65歲以上的女性和70歲以上的男性最好接受「骨密度檢測」[※58]。因為女性比較容易罹患骨質疏鬆症，所以年齡設定較低。

親子一起留意骨質疏鬆症，延長健康預期壽命，能夠確保幸福度高的生活。

為了延長靠雙腳行走的生活，「全家一起外出散步十五分鐘」，親子同心協力做好預防。

PREVENTIVE MEDICINE

58

好處很大卻很少人知道
高齡者應該接種的兩種疫苗

「明明對高齡者有很大的好處卻很少人知道的疫苗」，那就是「肺炎鏈球菌疫苗」和「帶狀皰疹疫苗」。

肺炎鏈球菌是入侵體內後會引起發炎的細菌，症狀惡化會變成血液中也出現細菌的「菌血症」，約三人就有一人死於這個疾病，對高齡者來說簡直是致命的傳染病。

在日本針對肺炎鏈球菌的疫苗是「23價肺炎鏈球菌多醣疫苗」和「13價肺炎鏈球菌結合型疫苗」。

二〇一四年起，日本開始定期接種被視為「高齡者疫苗」的23價疫苗。65歲以上，或60~不滿65歲，有心臟病等宿疾的人，費用的全額或部分由政府補助。

另一方面，13價疫苗則是「只限兒童」定期接種的疫苗，主要是以預防兒童感染為目的而接種。在歐美有資料指出「讓兒童定期接種13價疫苗，也能減少高齡者的感染」※59。

據說是因為肺炎鏈球菌經常存在於兒童的鼻腔或喉嚨，所以「透過接種疫苗或許能減少兒童對高齡者的傳染」。

目前在日本尚未有俱全的證據，現階段對高齡者來說是屬於「任意（自願）接種」的疫苗。

兩者都接種最理想

另一方面，美國的預防接種諮詢委員會（ACIP）早已推薦高齡者接種23價和13價疫苗。也就是說，13價疫苗在國外被視為有效的疫苗。

已有明確證據，也成為定期接種且價格便宜的理想接種疫苗是23價疫苗。雖然13價疫苗的費用較高，感染後的重症化風險較高的「有宿疾的人」還是要考慮接種。

除了「定期接種或任意接種」，兩種疫苗最大的差異首先是「持續期間」。23價疫苗的持續期間是五年，每五年必須接種一次。13價疫苗的持續期間是一輩子，只要接種一次即可，所以13價疫苗比較省事。

此外，雖然肺炎鏈球菌有93種，能夠對應的數量不同，以名稱來看，23價就是23種，13價就是13種。儘管13價疫苗對應的數量較少，容易感染的肺炎鏈球菌種類皆包含在內。

站在醫師的立場，「兩者皆有優缺點，兩種都接種最妥當」。有宿疾的人60歲起就能接種，基本上是從65歲開始接種。自己或父母符合資格的話，請務必接種。

應該接種帶狀皰疹疫苗的理由

另一個推薦高齡者接種的疫苗是「帶狀皰疹疫苗」。多數人小時候都得過「水痘」，這就是抑制水痘原因的「水痘帶狀皰疹病毒」的疫苗。

這個病毒就算痊癒仍會「默默潛伏在神經」。

圖16 兩種肺炎鏈球菌疫苗的差異

23價疫苗		13價疫苗
多	對應範圍	略少
有	製造抗體能力	極強
無	免疫記憶	有
5年	接種頻率	一生1次
65歲以上、 2歲以上且 風險高的人	接種對象	65歲以上、 出生後2個月～6歲的 嬰幼兒
65歲以上或 60～不滿65歲 有宿疾的人 ※依鄉鎮市的規定而異	補助對象	無
比13價疫苗略低	價格	略高

當宿主（人類）年紀大了，免疫功能下降時，又會蠢蠢欲動。此時和小時候得的水痘不同，「帶狀皰疹」會沿著身體或臉的一部分冒出紅疹。出現在臉部，眼睛周圍感染有時會失明，也會直接感染大腦。

更麻煩的是，「帶狀皰疹後神經痛」這個後遺症。即使紅疹消退，神經痛依然持續，有些人一輩子飽受神經痛所苦。

不過，接種疫苗能夠增強免疫功能，降低病毒再活化的風險，也能降低罹患後的後遺症發作率。加州大學的研究也指出「高齡者接種帶狀皰疹疫苗，發病率約降為一半，後遺症的神經痛也抑制了約60%」※60。

人類無法避免因為年齡增長造成的免疫功能下降，任何人都存在著帶狀皰疹的風險。從50歲開始發病率會提升，超過50歲建議接種這個疫苗。

基本上在內科診所就能接種，請和醫師討論（提醒各位HIV等免疫缺陷者無法接種）。

PREVENTIVE MEDICINE

59

「昭和世代」務必接種！德國麻疹疫苗的好處

在日本，二〇一二年至二〇一三年，德國麻疹大爆發。德國麻疹是和感冒、新冠病毒相同的病毒傳染病，罹患後會出現「發燒」、「臉至手腳起紅疹」、「頸部（耳後）淋巴結腫脹」等症狀。

不過，德國麻疹的可怕之處並非出現這些症狀，而是症狀通常很輕微。

那麼，為何會成為話題，引起大眾關注呢？那是因為**「孕婦一旦感染很可能造成胎兒的心臟畸形或聽力缺損、白內障等後遺症」**，這稱為「先天性德國麻疹症候群（CRS）」。

可怕的是，CRS在還不知道懷孕的「懷孕初期」感染，出現後遺症的機率會提高，懷孕四週內感染的話，**胎兒發生GRS的可能性竟超過50%。**

日本在二〇一三年大爆發的時候，德國麻疹是以「某世代」為中心散播傳染。那就是「昭和世代（一九二七～一九八八）」的人，這和昭和時代的環境或飲食無關，另有明確的理由。

昭和世代無法接種疫苗？

基本上，日本現在是將德國麻疹疫苗以「MR疫苗（麻疹德國麻疹混合疫苗）」的名義讓兒童定期接種。

不過，這個定期接種的正式實行是從「平成世代（一九八九至二〇一九）」開始。昭和世代（正確地說是昭和六二年十月一日前出生的人）沒有定期接種的機會，或是接種率低。

因此，德國麻疹大爆發時，昭和世代沒有接種疫苗的人陸續感染。

德國麻疹是「昭和世代」最該提高警覺的傳染病。而且，多數人應該都沒有「小時候得過德國麻疹」或「接種過德國麻疹疫苗」的記憶。

就算接種過，並未出現接種兩次產生副作用的例子。如果「不記得、不知道」，請務必接種這個疫苗。

沒人知道下一次何時會爆發德國麻疹，盡早採取對策比較好。有些自治團體會分發德國麻疹的免費抗體檢測或疫苗接種券給昭和世代的人，詳情請詢問居住地的自治團體。

為了守護幼小生命，為了保護自己，為了消滅德國麻疹，請務必接種德國麻疹疫苗。

PREVENTIVE MEDICINE

60

留意維生素C和抗生素！

辨別庸醫的兩大重點

說到「如何區分良醫與庸醫」這個問題，各位請試著思考「能否給予適當的治療或處方」。

首先有個前提是，通常沒有「這個絕對正確」的處方，雖然多數醫師是以各學會提出的「治療指引」為基準，最後仍是醫師自己做判斷。可是，有些情況很明顯就是給予可疑的處方或治療，在此介紹兩種情況。

①醫療項目中有高濃度維生素C點滴

在新冠疫情時代，不少診所都會用「注射維生素C點滴提升免疫力」鼓吹患者接受這種療法。而且，有些醫師會宣稱「維生素C點滴會治療感冒」、「維生素C點滴對癌症有效」。

至少在現階段沒有論文證明「注射維生素C點滴不易感冒」。芬蘭的赫爾辛基大學公共衛生學系針對約一萬人進行的研究，攝取維生素C營養補充品的人感冒「稍微提早」痊癒，但無法確認攝取維生素C能夠預防感冒※61。當然，關於癌症的治療也沒有能夠證實明確有效性的論文。

維生素C點滴不適用「健保」，若沒有論文證明具有一定的效果，健保不會納入，現階段尚未獲得健保的認可。因為是「自費醫療」，患者要付出高額金錢，對診所的經營有很大的幫助。

②每次感冒都開立抗生素

許多沒有更新知識的醫師通常會有「濫用抗生素」的情況。如果是兒童常見的「鏈球菌感染」等「細菌」則另當別論，感冒的大部分原因是「病毒」。

抗生素的正式名稱是「抗菌藥」，抗菌藥具有破壞細菌的細胞結構，阻礙繁殖的作用，相當於殺死細菌的藥物，換言之對病毒完全沒效。

細菌與病毒的差異很簡單，細菌會自行任意繁殖，病毒要寄生在人類等其他生物才能生存。此外，細菌約是病毒的十倍大，以生物來說是截然不同之物。

或許過去曾有過「感冒就吃抗生素」的文化，但只要感冒就盲目開立抗生素的醫師可能是疏於更新知識。感冒的原因八、九成是病毒，抗生素有效的情況相當少。

超越新冠病毒的大流行

而且，抗生素會殺死腸道內的益菌「腸道菌群」，也會引起腹瀉，壞處很大。但最大的問題是「抗藥性細菌」。細菌能夠抵抗抗生素，改變自身的性質。抗藥性細菌的可怕在於「沒有對抗藥性細菌有效的藥物，醫療機構無計可施」的狀況。

新冠病毒流行初期，「沒有藥物的傳染病」那種令人恐懼的絕望，至今仍記憶猶新。新冠病毒是「病毒」，感染初期沒有專門的「抗病毒藥」成為問題。

換作細菌的情況，現存的「抗菌藥」全部沒效也令人擔憂。例如，有一種被視為抗菌藥最終武器的廣效性抗生素「碳青黴烯（Carbapenem）」，但現在已經出現能夠防守碳青黴烯的抗藥性細菌。目前美國疾病管制與預防中心（CDC）已發出警訊。

這種「惡魔的抗藥性細菌」一旦大流行，只能等待不知何時會被開發出來的新藥，這段期間想必會有許多犧牲者，全世界可能會籠罩在超越新冠病毒的恐懼之中。

PREVENTIVE MEDICINE

61

如何輕鬆地持之以恆？

維持最強生活習慣的三大訣竅

本章根據預防醫學介紹了「最強的生活習慣」，最後要為各位介紹能夠維持習慣的三種想法。

①加入現在的生活習慣之中

第一點是「加入現在的生活習慣之中」。隨著年齡增長，每個人都有屬於自己的行事風格，要培養新習慣是很不容易的事。

那麼，請試試看「在原有的習慣融入新習慣」。

例如，有聽廣播習慣的人可以加上健走，「邊聽廣播邊健走」。只是利用既有的「聽廣播的時間」，不需要另外撥出時間健走。

有閱讀習慣的人養成「徒步走到咖啡廳」的習慣，就能達到一定的運動量。

雖然從零開始的新習慣很難做到也不持久，不妨試著融入現在的生活。

②降低目標

第二點是「降低目標」。

「減重五公斤」或「每天早上慢跑三十分鐘」等，不要突然設定太高的目標。目標設定得越高，受挫可能性越高。

設定輕鬆的目標反而能夠養成習慣。

像是以「戒菸」為目標的吸菸者，目標不是「戒菸」，而是「去戒菸門診」。

只是去當然沒問題，預約後當天去門診，難度並不高。去了戒菸門診就好好獎勵達成目標的自己。

像這樣重複成功的體驗，達成目標的可能性會提高。無關自己的意志，或許能靠戒菸輔助藥物達成戒菸。

如果是效果明確的方法，完成「過程」即可。做起來輕鬆比較容易養成習慣。

③尋找能夠一起努力的同伴

第三點是「尋找能夠一起努力的同伴」。

慢跑、肌力訓練、輕斷食等，雖然知道這些事「有益健康」，一個人獨自養成習慣很不容易。所以才會有私人健身中心「RIZAP」這樣的付費服務誕生。

然而，付錢讓別人管理「非日常」的情況無法持久，一旦契約結束，往後的「日常」必須自己管理。付費服務只是「提供契機」，想要維持習慣，有同伴會比較安心。

或許主動詢問需要勇氣，但很多人都為了「一個人無法持續」而煩惱，開口詢問家人或朋友，說不定很容易就能找到。

重點在於「持之以恆」

因為很重要，所以反覆提醒各位。生活習慣的知識若只是當作「知識」學習毫無意義。

重要的是，即使只是小事也要養成「習慣」。

在家裡繞一圈、坐的時間減少五分鐘，諸如此類的小習慣持之以恆就會成為龐大的健康資產。

不要只是看書就滿足，哪怕只有一件事也好，請試著實行。

PREVENTIVE
MEDICINE

CHAPTER 6

活得精采長壽的心理療護

面對居家辦公、長時間加班等多樣化的工作方式，必須懂得「取悅自己」。為了避免心理不適，請參考本章介紹的想法與做法。

PREVENTIVE MEDICINE

62

覺得自己「可能有憂鬱症？」立刻透過兩個問題進行確認！

在日本，憂鬱症患者的就診率約兩成※1，「沒有發現自己有憂鬱症」或「缺乏氣力，去不了醫院」這樣的人約占八成，這是相當嚴重的問題。

另一方面，在美國有能夠和家庭醫師輕鬆商量的系統，有資料顯示「美國的家庭醫師透過問診找出64%的憂鬱症患者」※2。

上了年紀後，很難區分「失智症」與憂鬱症，這也是妨礙早期發現憂鬱症的原因。

憂鬱症好比「大腦沒電」，因為壓力、疲勞等原因導致大腦缺乏能量，意願或思考力下降。

憂鬱症常被形容為「心理的感冒」，這個說法並不恰當。因為感冒可能自然痊癒，如果變成嚴重的肺炎需要投藥治療與長期療護，類型其實很複雜。

憂鬱症患者自殺的理由

雖然日本的憂鬱症發病率在全球看來並不高，自殺率很高卻成了問題。必須預防「憂鬱症↓自殺」這種最糟的情況。

儘管有人說「得了憂鬱症無法冷靜做出判斷」，更具體的表現應是「眼前可見到的選項變少」。

例如，在黑心企業工作或和伴侶個性不合導致憂鬱症，以客觀角度來看可以選擇「辭職」、「和伴侶分開」。可是，憂鬱症的人「眼界狹隘」，他們看不見原本可以選擇的「辭職」或「和伴侶分開」，鑽牛角尖的結果是「自我了結」。

早期發現憂鬱症的方法已被研究出來，經過反覆摸索，誕生了極簡單的方法——「PHQ-2（病人健康問卷PHQ-9的前兩項）」。想想自己在半個月內是否——

圖17　憂鬱症計分檢測

Q：以下的情況在最近2週內出現的頻率如何？

	完全沒有	數日	2週內超過一半的日子	幾乎每天
① 做事時缺乏興趣或樂趣	0分	1分	2分	3分
② 感到低落、沮喪或絕望	0分	1分	2分	3分

2個問題的總分為3分以上，視為陽性。

①做事時缺乏興趣或樂趣
②感到低落、沮喪或絕望

針對這兩個問題，回答「是」或「不是」即可。

也有像上頁圖17所示的計分方式，更簡單的方式就是針對①或②回答「是」即視為陽性。

看似普通的問題，其實精準度極高[※3、4]，可說是濃縮了重要要素的問題。

有一點要注意的是，不能斷言「PHQ-2是陽性＝憂鬱症」。請想成是「要到精神科就診，與醫師詳談比較好的階段」。

PHQ-2活用於「非精神科的醫師能夠當作憂鬱症徵兆，確實轉診給精神科醫師」這個目的。

這個方法不需要特別的技術，應該加以推廣。當然，最後還是要看醫師的判斷，如果有點在意，請至醫院就診。

憂鬱症是「大腦能量枯竭的狀態」，有時當事人無法做出正常判斷，周圍的人必須主動伸出援手。

覺得心情低落或身邊有情緒低落的人，請試著利用「PHQ-2」做確認。

PREVENTIVE MEDICINE

63

守護內心的方法①
採取他責思考、無責思考

比起「發生了什麼事」，內心「有何感受」的問題更重要。只要改變想法，情緒就會變得正面。

責任感強烈，總是硬撐的人，強烈建議「他責思考」或「無責思考」。

仔細思考「這是誰的責任？」

他責思考是指，冷靜思考「最終責任屬於誰」，盡可能減少自己應該承受的負擔的想法。這個想法接近因暢銷書《被討厭的勇氣》（岸見一郎、古賀史健合著）一躍成名的奧地利心理學家阿德勒（Alfred Adler）個體心理學的「課題分離」這個概念。

例如，在重要的發表會上出錯。明明準備得很周全，出錯的原因是睡眠不足。睡眠不足是因為陪上司喝酒到半夜三點，但對方知道你隔天有重要的發表。

責任感強烈的人就會萌生「我的自我管理能力太差了」、「即使狀況差，優秀的人不會出錯」等自責的想法。

可是，發表會的失誤顯然是上司缺乏同感力、想像力所致。不妨試著在心裡把責任推給上司，讓自己置身事外。

認真的人試試看無責思考

接著是無責思考，這是「堅持完成自己該做的事，顧前不顧後」，重視過程，不在乎結果的想法。

例如，新冠疫情蔓延期間，戴上不織布口罩遮住口鼻、確實洗手，盡可能避免和他人接觸，最後仍然確診的人。

自責思考的人容易感到沮喪，但已經採取充分對策，在疫情蔓延期間確診並不是誰的責任＝「無責」。像這樣進行責任分離，你會發現自己的責任其實很少。

試著取悅自己

擅長取悅自己的人很懂得「責任分離」，不會累積過多的壓力。

而且，本來就不是自己的責任，可以排除多餘要素，找出有助於自我成長的要素，達到有效率的自我成長，簡直是一石二鳥的方法。無論是對你或對公司，最重要的是「維持良好的心理狀態，發揮最佳的工作成果」。

記住「這世上沒有完美無缺、清正廉潔」的人，一旦出錯或犯錯，只要反省自己該反省的部分即可，捨棄多餘的自尊或完美主義，忘掉那些過失。這麼一來就能取悅自己，豈不是「很完美」嗎？

PREVENTIVE MEDICINE

64

守護內心的方法②
加強留意「貢獻感」

和責任感一樣重要的「貢獻感」，這也是出自阿德勒個體心理學的「主觀認知我對他人有用」。

「我沒有為公司留下任何成果」、「我對家人來說是不需要的人」……貢獻感低的人容易陷入這樣的思維，試著冷靜思考會發現，大部分是沒有看清事實。貢獻感低的人經常會想「做出具體的成果受到他人稱讚才是身為人的價值」，請盡快改掉這樣的想法。

例如，你在工作方面的記性差，必須讓前輩寸步不離地指導你，這時候許多人會悲觀地想「我真是太糟糕了，占用前輩的時間……」

可是，前輩或許覺得這是「指導他人」的好機會，對整理思考有所「貢獻」。假如前輩本來就是喜歡指導人的個性，還能滿足對方的自尊需求，達成「貢獻」。

也許你會想「這種自以為的想法我做不到」，其實沒那麼難。

比上司的心情或公司的任務更重要的事

這世上沒有任何一件事值得讓你傷害自己的內心，應該優先調整的不是上司的心情或公司的任務，而是「你的心」。

留意被動的貢獻感，養成認同自己的習慣，慢慢地提高貢獻感。

責任感或貢獻感取決於你的「主觀」。

減輕「責任感」，加強「貢獻感」，「預防」內心的不適，不必為此感到內疚。

PREVENTIVE MEDICINE

65

「身體的壓力」不太會顯現出來，每月加班超過55小時的人要注意！

心理狀態變差的原因通常是「壓力」。

可是，沒有正確理解壓力的概念，在不知不覺間就連「身體」也會受到牽連。壓力概分為二，「內心」的壓力與「身體」的壓力。

因為內心「敏感」，一旦累積精神壓力會變得心情低落、睡不著，容易自覺。但身體「遲鈍」，不太會出現明顯的症狀。

人類自原始時代就具備的能力，為了保護自己不被獅子或大象等猛獸襲擊，察覺危險時會感受到「壓力」。這時候調節荷爾蒙或自律神經的大腦下視丘受到刺激，人類的自律神經「交感神經」或腎上腺發揮作用，活絡讓身體有精神的荷爾蒙。雖然身體因此變得精力旺盛，這樣的狀態長期持續也會成為導致血壓上升的誘因。

如果只是暫時的狀態倒無妨，假如在公司時一直很在意畏懼的上司，處於緊張狀態，血壓會變得容易上升。

人生好比馬拉松，「疲勞」會縮短壽命

從事職醫這份工作，我經常和長時間加班的員工面談，有時會遇到「我不覺得長時間加班很辛苦，不知道為什麼被限制加班時間，反而讓我有壓力」像這樣對工作懷抱高度熱忱的人。的確，工作順利的時候，自我肯定感高的人不容易察覺問題。

可是，人生並非50公尺的短跑，而是必須跑完42.195公里的馬拉松。如果20~30歲是馬拉松的初期階段，40歲好不容易進入中段，此時若加速奔跑，後半段一定會筋疲力盡。

事實上，以超過五十萬人的資料進行的研究顯示，每月加班超過55小時的人，罹患心肌梗塞或腦中風的風險會提高※5。每月加班80~100小時的人，風險可能變得更高。

即便加班時間可能無法自行控制，但要記住「太拚命工作會造成無法復原的健康負債」這個事實。

心肌梗塞只要發生過一次，就會變成心臟跳動力差、容易喘不過氣的體質，無法恢復原狀。如果是腦梗塞，可能還會有麻痺的後遺症。

在人生百年的時代，今後退休年齡預估會延長至70歲。身為商務人士必須避免只專注於「現在」，忽略健康負債的風險。假如你的公司是抱持「每月加班一百小時是理所當然的事」這種價值觀，以長期角度思考你的人生，請重新考慮包含「辭職」在內的選項。對工作投入是好事，但即使忙碌也要留意中長期的健康風險管理。

PREVENTIVE MEDICINE

66

遠距工作不累積壓力的方法，
不期待立刻回覆電郵

在新冠疫情蔓延的時期，為了預防「感染擴大」和「三密」（呼籲民眾避開密閉、密集、密接：密切接觸的場合），日本出現了新的工作方式——遠距工作。

有些人很滿意這種工作方式，為此感到壓力的人也急速增加，不少人出現了「憂鬱」症狀。

那就來想一想遠距工作不會累積壓力的方法。

遠距工作造成壓力的最大原因是「誤以為」即使遠距工作，也能完成等同於到公司上班的工作成果。

遠距工作會因為「住家環境」、「家人」、「對遠距工作的熟悉度」等，造成工作環境相當大的差異。

- 住在三坪大、沒桌子的房間，很習慣上網的新進員工。
- 必須照顧嬰兒的雙薪家庭。
- 小孩已經獨立，可以在書房悠閒地邊喝咖啡邊工作，但不習慣視訊會議的管理階層。

狀況各不相同，感到壓力的部分也不同。如果是雙薪家庭，因為孩子的狀況，有時就連回覆一封電郵也很困難。

加倍要求「想像力」

遠距工作不可或缺的是，考慮對方環境的「想像力」。因為想像的情況增加，比起面對面，更需要溝通能力。

比起到公司上班，遠距工作存在數個消失的要素，最具代表性的是「閒聊」。在線上環境不易閒聊，於是許多人體認到工作時閒聊的重要性。

試著去察覺像閒聊這樣「雖然重要，卻是遠距工作消失的要素」，然後——

- 在業務上會出現怎樣的缺點？
- 有辦法補救嗎？

針對這兩點進行檢討。說到閒聊，有些公司會在早上撥出十五分鐘或利用午休當作閒聊時間，開設聊天室讓員工能夠「聊聊無關緊要的事」。

改變公司的「意識」

遠距工作不累積壓力的訣竅是，留意遠距工作產生的「個人的工作環境差異」和「消失的要素」，予以對應。所有員工都有這樣的認知就能減少壓力。

PREVENTIVE MEDICINE

67

睡眠不足卻硬撐是低 CP 值的行為
「減效出席」要留意！

「身體不舒服，可是不上班會給公司添麻煩。」

一向認真的日本人容易有這樣的想法，但這樣的想法不只是對自己，對公司可能也沒有好處。

各位聽過「曠職（absenteeism）」和「減效出席（presenteeism）」嗎？曠職的英文源自缺席（absent）一詞，意指「缺勤狀態」。另一方面，減效出席是指雖然可以上班，「因為狀況不佳導致工作成果變差的狀態」。

以美國陶氏化學（Dow Chemical Company）為對象進行的研究，曠職的損失（員工請假造成的損失＋公司負擔的醫藥費）與減效出席的損失（員工身體不舒服，生產力下降造成的損失）相比之下，後者的損失較大※6。

那麼，日本的情況又是如何呢？調查兩千名員工的企業的研究指出，對減效出席進行評分，分數越高，因憂鬱症或精神疾病的曠職率越高※7。

「身體不舒服的話，請假休息比較好」這不只是說說而已，對於最終會造成公司的成本增加，也會提高自己罹患憂鬱症等疾病的風險的減效出席，必須盡早採取對策。

當事人狀態不佳還要工作會覺得很痛苦，對公司來說CP值也很差，恐將導致沒有任何好處的狀況。

舉例來說，學生時代為了考試犧牲睡眠時間，一天念書十幾個小時的人，成績往往不如好好參與社團活動，在短時間內能夠集中精神，睡飽才念書的人。

充分休息恢復體力，重回工作崗位的同時，留意疾病的預防。

PREVENTIVE MEDICINE

68

對憂鬱症、高血壓、腰痛有效！覺察的驚人效果

近年來「覺察（mindfulness）」這個概念引起廣大關注。

常見的方法是閉上眼、專注呼吸，消除腦中雜念，走路時專注於身體的感覺，不思考其他事情，「專注於日常生活中未留意的部分」。

反之，早上起床，吃早餐、刷牙，在不知不覺間完成這些例行事項稱為「無覺察（mindlessness）」。

覺察真的有健康效果嗎？其實，目前已有許多針對自我專注方法的研究和論文，多數針對覺察和冥想的研究，大致上都出現正面的結果。

首先，關於憂鬱症的復發預防，有論文指出透過覺察，復發風險減少34%※8，而且對沒有心理不適的人也有助於減輕壓力※9。

還有降低血壓的效果

再者，對於「血壓」可能也會產生正面影響。有研究指出進行冥想會讓收縮壓（上壓）降低約4mm/Hg[※10]。

雖然目前尚無明確原理，有假設指出，降低壓力負擔能夠抑制腎上腺的「皮質醇」分泌量。降低血壓並不容易，光靠冥想就能降低血壓是令人驚訝的結果。

此外，對改善「腰痛」也有效。每天習慣進行覺察冥想和瑜伽的人，比沒有這種習慣的人，腰痛的改善率提高約10%，效果可持續近一年，對改善腰痛可說是非常有效的方法[※11]。

基於這些結果，覺察在美國被視為「醫療行為」，而且也被Google等大企業採納為公司內部研習的內容，算是很普及的方法。

據說覺察進行5～10分鐘左右就有效，請容我不厭其煩地告訴各位「養成習慣最重要」。

早上起床、睡前、上下班途中等，每天只做一分鐘也好，請試著保持輕鬆的心態持續進行。

- 上下班途中，專注於「正在走路」這個行為，不去想其他事。
- 起床三分鐘內，坐著專注於呼吸。

試試看像這樣在生活中實行覺察吧！

PREVENTIVE
MEDICINE

CHAPTER 7

生病之後的預防醫學

「得了癌症，人生就完了」，才沒這回事！有些事是因為生病才能夠理解與實行。本章要和各位聊聊生病後的預防醫學。

PREVENTIVE MEDICINE

69

超過40歲應該要有的心理準備，要有「生病的覺悟」

預防醫學是「將生病風險降至最低」、「早期發現疾病，預防最糟情況」的知識，並非「讓你絕對不會生病」的魔法。

各位必須要有「自己或家人會生病的覺悟」。

- 健檢結果最終還是發現罹患癌症，是胃癌。
- 雖然沒有轉移，癌細胞很大，看來必須動手術。
- 可能得切除大部分的胃。

超過40歲，任何人都可能遇到這種情況。美國的精神科醫師庫伯勒・羅絲

（Kubler Ross）在其著作《論死亡與臨終》（On Death and Dying）中提到，「人被宣告死亡時會否定眼前的事實，變得憤怒、討價還價，陷入沮喪，什麼都做不了，然後接受事實」。

任何人都可能生病，請捨棄「我得了癌症，我的人生已經完了」這樣極端的想法。

好好充實生病後的人生

有些人即使罹癌仍持續工作，有些人因為生病找到有共通話題的朋友，人生變得精采豐富。日本正在推動幫助罹患癌症或腦梗塞的人減輕工作負擔，能夠邊工作邊持續進行治療或復健的「工作生活平衡政策」。為了治療癌症，必須同時工作與就醫的人，在日本至少有32,5000人※1。

「將生病風險降至最低」是預防醫學，「讓生病之後的生活盡可能變得充實」也是預防醫學。本章要和各位分享生病後的心理準備，以及應該知道的事項。

PREVENTIVE MEDICINE

70

罹患糖尿病、腎臟病該怎麼辦？

要留意「肌少型肥胖」

說到「肌力訓練」通常會覺得是年輕人在做的事，但對超過40歲的中高年族群也是非常重要的事。

人類就算什麼都不做，隨著年齡增長，肌纖維（肌肉細胞）會萎縮，肌肉量會減少。這種狀態若放任不管，有時會變成「肌少症」。

肌少症是指「因為年紀大，全身肌力退化」。

以約兩千名日本高齡者為對象進行的研究也指出，符合肌少症的人之中，男性是11%、女性是17%。也有研究指出會提高死亡風險或照護風險，被視為一種問題※2。

此外，年紀大了，因為某些原因住院的機會也會增加。運動量驟減，肌肉量也容易減少。

儲存肌肉存款

義大利的研究也指出，住院十天內，約15%的高齡者出現肌少症的狀態※3。雖然上了年紀不需要把身體練得很壯，平時進行肌力訓練，儲存「肌肉存款」會比較放心。

對中高年族群來說，最可怕是的「肌少型肥胖」。這是肌力量減少、脂肪量增加的狀態，以「預防糖尿病」的觀點來看是恰好相反的體型。

脂肪會讓降低血糖的「胰島素」效用變差，也就是說脂肪越多，罹患糖尿病的風險就會提高。

罹患糖尿病或腎臟病，肌肉會比普通人變得容易分解，也容易變成肌少型肥胖，於是陷入「肌肉量下降↓脂肪量增加↓糖尿病惡化↓肌少症惡化」這樣的負面循環。

另一方面，肌肉藉由收縮活化代謝途徑，提升肌肉細胞的糖分吸收力，降低血糖。肌肉量多、平時常用肌肉的人，罹患糖尿病的風險會下降。

對糖尿病有效的阻力訓練

醫學上推薦進行名為「阻力訓練」的肌力訓練，這是利用啞鈴或槓鈴，或是自己的體重也可以，對身體施加「阻力負荷」的訓練。

首先，找出「舉起啞鈴會感到吃力的重量」。上半身用那個最大重量的30%，下半身用50%的重量做三組×十次的訓練很有效。活動「主肌群」的胸大肌、背闊肌、臀大肌、股四頭肌這些胸部、背部和腿部的大塊肌肉會很有效。

阻力訓練對糖尿病特別有效※4，罹患糖尿病，「腿部」肌肉容易被分解，請重點式進行。

不使用啞鈴等器材的話，可以做深蹲或伏地挺身，最好是做「弓步」或「單腳站立」。「弓步」是指在站立的狀態下，單腳向前跨步、退回原處，左右腳重複這樣做。「單腳站立」顧名思義就是靠一隻腳站立，抓住椅子、閉上眼睛，站一分鐘，再睜開眼，換另一隻腳。

圖 18　透過「弓步」提高肌力，提升平衡感

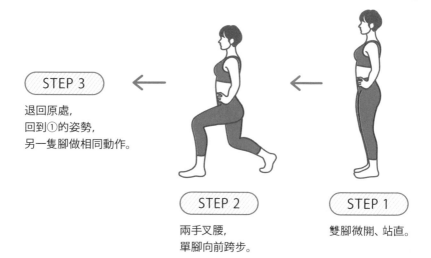

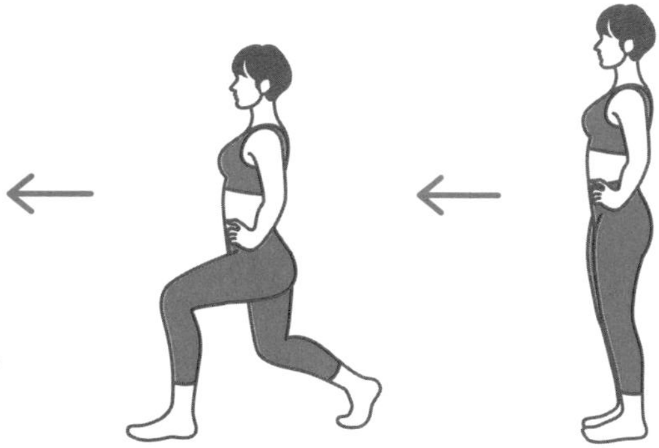

STEP 1
雙腳微開、站直。

STEP 2
兩手叉腰，
單腳向前跨步。

STEP 3
退回原處，
回到①的姿勢，
另一隻腳做相同動作。

這兩種運動都能提升肌力，也能「提升平衡感」，是CP值極佳的運動，對高齡者來說還能預防跌倒。

WHO的運動建議也提到，**超過65歲的人為了預防跌倒，最好要進行培養平衡感的訓練**※5。

雖然阻力訓練最好每週做二～三次，但再次提醒各位，**最重要的是「持之以恆」，所以每週做一次也沒關係。**而且搭配「有氧運動」能夠發揮加乘效果。

維也納大學的研究也提到，比起單獨做有氧運動或阻力訓練，兩種運動搭配進行最能有效改善糖尿病[※6]。

不偏重於某一方，有氧運動與阻力訓練是相輔相成的關係。說到順序，儘管沒有非常明確的證據，但有論文指出「先做阻力訓練，再做有氧運動，然後稍微休息對燃燒脂肪很有效」[※7]。

為了避免肌少症，延長健康預期壽命，請持續做自己能力可及的阻力訓練（提醒各位一件事，有些人因為病情惡化的程度，必須避免做負荷大的運動，有疾病的人請先和主治醫師討論再進行）。

PREVENTIVE MEDICINE

71

被告知「腎臟功能衰退」該怎麼辦？持續減鹽生活的秘訣

腎臟功能一旦嚴重衰退就無法恢復，必須進行透析（洗腎）或腎臟的移植手術。

但若是初期，仍可能恢復。因此，被告知「腎臟功能正在衰退」、「得了慢性腎臟病」就要開始採取對策。

腎臟病可透過59頁介紹的「GFR（腎絲球過濾率）」和「尿蛋白」共同判斷重症程度。分為五個等級，等級五是必須進行「透析」或「腎臟移植」的等級（請參閱下頁圖19）。

麻煩的是，腎臟功能衰退至等級三之後，沒有「正確的飲食方式」。

圖19　慢性腎臟病的診斷基準

病期	各症狀的說明	GFR的基準
等級1	正常或 有腎功能障礙，GFR正常	GFR　90以上
等級2	輕度腎功能障礙 幾乎無症狀。	GFR　60～89
等級3	中度腎功能障礙 容易疲累、水腫、貧血	GFR　30～59
等級4	重度腎功能障礙 尿量減少、水腫、 貧血、食慾下降、血壓上升	GFR　15～29
等級5	腎衰竭 必須進行透析治療或腎臟移植	GFR　14以下

慢性腎臟病除了GFR，也要考量尿蛋白或血清肌酸酐等，進行綜合的判斷。

不能吃蔬菜或水果？

例如，香蕉或蔬菜富含的礦物質「鉀」，和神經傳導或肌肉收縮有關，非常重要。

可是，當腎臟功能衰退至一定程度，讓鉀隨尿液排出體外的能力也會下降，血液中的鉀增加就會罹患「高鉀血症」。

這個狀態非常危險，可能引起造成猝死的「心室顫動」這種心律不整。血液中鉀含量高的慢性腎衰竭患者，必須限制攝取蔬果等富含鉀的食物。

另一個必須限制攝取的是「蛋白質」。腎臟的主要作用是從尿液中過濾、抽除不要的老廢物質的「過濾作用」。因為將老廢物質排出體外的能力也會下降，老廢物質囤積在體內，達到一定的量會出現感到極度疲勞或倦怠的「尿毒症」，所以必須限制攝取蛋白質。

可是不攝取蛋白質，容易罹患肌少症，必須進行非常嚴格的營養管理。看到這裡或許有人會想「要減少攝取鉀或蛋白質」，但那都是檢測結果為等級三之後的事，如果是等級一～二，不需要進行飲食限制。

日本人的鹽分攝取過量！

腎臟功能衰退，應該要做的事是「減鹽」。

日本高血壓學會也推薦大眾的鹽分攝取量「控制在一天6公克以內」※8。但，日本人的平均鹽分攝取量約10公克※9，從現狀來看，離目標還太遠。減鹽對沒生病的人也可說是必要的事。

日本人常吃的日式料理之中，味噌湯或烤魚等高鹽分的菜色很多，這或許是日式料理的唯一缺點。

鹽分所含的礦物質「鈉」有吸收水分的作用，如果血液中過度囤積，血液量就會增加，血壓跟著上升，對血管壁造成損害，動脈硬化惡化。

於是，腎臟的血管也會受損，「過濾」能力下降，然後變成無法將鹽分順利排出體外，血壓又上升……陷入這樣的負面循環。

除了血壓和腎臟的問題，鹽分攝取過量也會提高罹患胃癌的風險。針對約四萬名日本人進行的研究指出，吃太多鹽會讓男性的胃癌風險上升，特別是鮭魚卵、海膽、帶膜鮭魚卵等「魚卵類」的食物更會提高風險※10。超過40歲，請注意減少鹽分的攝取。雖然鹽分所含的鈉對身體是必要成分，對照日本人的平均攝取量，還不到吃太少的程度。

持續減鹽生活的訣竅

讓減鹽生活持久的訣竅是「既然減少鹽分，那就補充其他養分」。例如檸檬、柚子等有酸味的水果，或胡椒、辣椒等辛香料，對血管或腎臟無害，當作鹽的替代品非常方便。使用減鹽醬油等調味料也很有效。

PREVENTIVE MEDICINE

72

罹患尿路結石該怎麼辦？

利用鈣質和檸檬酸進行徹底預防！

說到「人生中最不想再次經歷的痛苦疾病」，許多人馬上會想到的是——「尿路結石」。

尿路結石是指，在腎臟與膀胱的通道形成結石，堵住「輸尿管」的疾病。腰部或下腹部會產生從未感受過的劇烈疼痛。

因為太痛，就連大人也經常痛到蜷縮身子，被緊急送醫。

可怕的是，尿路結石是出了名的「易復發疾病」，有資料顯示若不進行治療，往後十年內的復發率為50%※11。

接下來說明日常生活中預防復發的注意事項。

大量攝取鈣質

最大的對策是「增加鈣質的攝取量」，尿路結石的九成原因是「含鈣結石」。鈣質與草酸、磷酸之類的「酸」結合，形成結石。有此一說是「攝取太多鈣質，尿液中的鈣質含量增加容易形成結石」。

然而，現在卻是主張「增加」鈣質的攝取量比較好。

美國以九萬人為對象進行的研究結果指出，從飲食中大量攝取鈣質的人，不易罹患尿路結石[※12]（順帶一提，從營養補充品攝取鈣質的人，反而容易有結石）。

不過，即使有資料證實，多數人仍然不知道「增加鈣質攝取量會減少含鈣結石」這個現象。

其實這個現象是鈣質對「草酸」的作用產生的影響。鈣質在腸道內和草酸結合，形成結晶。腸道形成的結晶不是隨著尿液，而是隨著「糞便」排出體外。於是，尿液中的草酸量減少，不易形成尿路結石。

反之，如果鈣質攝取量少，草酸會流入尿液，容易形成結石。

當然，鈣質攝取過量，無法和草酸充分反應的鈣質會流入尿液，提升結石的風險，「和草酸適度反應，不殘留多餘鈣質的情況」最理想。

但，日本人的鈣質平均攝取量為505毫克（中高年族群的建議攝取量是650～700毫克），實在很少※13。考量到包含對骨骼的影響，與其擔心攝取過量，**應該在意的是「攝取不足」。**

日本泌尿科學會的指引也提出，為了預防尿路結石，建議攝取600～800毫克的鈣質※14，請留意攝取適量鈣質。

檸檬酸也是推薦攝取的成分

此外，多攝取「檸檬酸」也很有效。檸檬酸在尿液中會和鈣質結合，如前文所述，鈣質和「草酸」或「磷酸」之類的酸結合會形成「結石」。**檸檬酸會介入這個反應，阻礙結石形成**，是非常令人感恩的好幫手。

尿酸值高可能會引發「尿酸結石」，但檸檬酸可有效改善這個情況。檸檬酸有讓尿液「鹼化」的作用，製造尿酸容易溶解的環境。檸檬、醃梅、黑醋栗等「光是想像就覺得酸」的食物中富含檸檬酸，為了預防結石，請定期攝取富含檸檬酸的酸味食物。

此外，避免攝取過量的草酸也很有效。常見的食材中，「菠菜」富含草酸。而草酸是水溶性，只要經過水煮，大部分會溶入水中，所以菠菜最好「水煮後再吃」。

也要留意脫水！

還有一件事要注意——「脫水」，那是體內水分少、尿液濃縮時容易出現的症狀，和「痛風」相同。血液濃縮，尿酸值會上升，變得容易發病。

例如，「喝了好幾杯啤酒後，滴水未進就去三溫暖」，這是萬萬不可的行為。那麼做簡直是打算讓痛風或尿路結石找上自己。

反之，確實攝取水分就能降低發病風險。有資料顯示一天攝取兩公升水分，五年內的復發率降低15%，所以請確實攝取水分※15。

「鈣質」、「檸檬酸」、「水分」的攝取對預防尿路結石有效，而且菠菜一定要水煮再吃等，減少攝取草酸也是有效的對策。

提醒自己「打造不會形成結石的身體」，提早預防尿路結石帶來的劇痛。

PREVENTIVE MEDICINE

73

罹患癌症、難治之症該怎麼辦？
結交一起對抗疾病的同伴

假如你得了癌症等重大疾病，最好先去「結交同伴」。

因為「健康的人無法對生病的人徹底地感同身受」。有時患者和家人、醫療人員之間的溝通會產生分歧或鴻溝。為了填補鴻溝，誕生了一個醫療用語「敘事醫學」，這是和實證醫學是相輔相成的概念。

實證醫學是基於科學資料或根據，敘事醫學是重視與患者的對話中從「感情」產生的疾病看法與感受方式。

共享生病過程中的經歷，對沒有生病經驗的醫師是非常寶貴的學習，有相同疾病的患者會更有共鳴。傾聽有相同疾病的經驗者的分享，談及感受到的痛苦，稍微減輕內心負擔的環境是必要的存在。

如何結交同伴？

說到「尋找同伴的方法」，如今在社群網站或網路上有各種針對病患的社團。例如，日本的「G社區」這個網站是讓罹患「潰瘍性大腸炎」和「克隆氏症」這種大腸難治之症的病患能夠和專業醫師或病友討論的地方。另外，「5 years」這個社團能夠和曾經罹癌的人與正在抗癌的人分享經驗，也能找到同伴。

比起過去，現在方便罹患相同疾病的病友、病患交流互動的地方逐漸增加。覺得「不太想用真名和陌生人互動……」的人，可以匿名交流也是優點。利用「匿名」的優點，輕鬆傾吐、分享平時說不出口的痛苦、煩惱或困擾。

在我經營的「預防醫學ch」頻道，不只提供醫師單方面的資訊，也有活用「敘事醫學」。在留言區可以看到實際的生病經驗，也有病患會找我商量。

近來YouTube出現將留言區變成佈告欄的現象，我的頻道也朝那個趨勢發揮良好作用。

對我來說，可以直接看到「我以為咖啡對身體是毒」、「我以為因為體重減少去醫院會給醫生添麻煩」之類的患者心聲，真的是很棒的交流場所。

社群社會經常被放大毀謗中傷的問題，只要運用得宜就能創造美好的將來。

請和擁有共同「敵人」的同伴一起對抗病魔。

PREVENTIVE MEDICINE

74

生病教會你我的事，「健康的日常最珍貴」

有人說「生病是神賜的禮物」，生病之後才有機會感受到「以往的日常多麼令人感恩」。

人類是會「習慣」的生物。從高層住宅的最頂樓看到的夜景，如果每天看還是會看膩。幾乎很少人會每天感謝健康的日常生活。

然而，沒人能夠保證「那樣的日常」能夠長久持續。某天突然出現症狀，或是做健檢發現疾病。因為生病哀聲嘆氣，回想散漫的生活習慣，內心後悔不已。另一方面，也有「生病之後才知道的事」。

罹患重病才知道的事

對糖尿病放任不管，導致病情急速惡化、數度嘔吐，在呼吸急促的狀態下被急救送醫的患者。

因為生了病，「不想再經歷那樣的事」，出院後重新體認到健康的可貴，持續對身體有益的飲食和運動習慣，維持不復發的狀態。對這位患者來說，因為被急救過的體驗，養成了良好的生活習慣。

還有一個例子是，生病前和家人感情極差的患者，被宣告罹癌後，仔細思考如何面對自己剩下的人生，向家人敞開心扉，達成良好的互動。

有時會覺得生病是必要的存在，它讓我們體認到以往忽略的「日常的可貴」。生病之後仔細體會能夠滿足、接納的感動，積極地活下去。

後記

希望讓更多人覺得「度過了美好的人生」

「醫師的使命是預防疾病。」

這句話是出自被稱為「日本細菌學之父」，致力於發現鼠疫桿菌、破傷風療法的北里柴三郎。

身為住院醫師，親自在急救現場遇見「選擇毫無根據的民間療法，結果癌細胞轉移至全身而住院的患者」，或「對生活習慣病置之不理，罹患心肌梗塞或腦梗塞，被急救送醫的病患」，這些都是稀鬆平常的事。

另一方面，我也見到許多「接受適當的篩檢，早期發現癌症，動手術後恢復原本生活的患者」，或「做健檢及早發現糖尿病，改善生活習慣，預防重病的病患」。

為了能夠進行醫學實證的「正確」行動，本書著重於方便理解度和方便行動度，若能為各位每天的行動帶來良好影響，我會感到很榮幸。

處理每天被送到急救現場的患者的「疾病」，若以電玩小蜜蜂為例，就像是擊退源源不絕的「外星人」。另一方面，預防醫學的普及也像是破壞疾病溫床的「星艦」。

為了破壞星艦，必須讓多一點人了解正確的醫療知識。為此，哪些是必要的知識，應該把醫學資訊說到哪種程度，我也還在摸索的階段。

雖然已有各種管道，在YouTube可以免費向許多人傳達資訊，還有留言功能達到雙向溝通。

有時我會收到「看了影片發現符合的症狀，去了一趟醫院。知道自己可能有心肌梗塞，所以能夠盡早接受治療」像這樣的道謝留言，或是知道「罹患腦梗塞時的經歷」或「放任糖尿病不管，差點截肢，所幸最後逃過一劫」像這樣的珍貴體驗，身為醫師的我也覺得獲益良多。

而且，網友之間會互相傳送鼓勵的訊息，或是共享根據自身經驗在日常生活中的心理準備，讓我確信這真的是很適合傳達醫療資訊的管道。

職醫這份工作也是在傳達預防醫學，擬定計畫方案，超越「個人」的範疇，使整個「公司」變健康的過程讓我感到非常有意義。

我把想傳達的預防醫學知識毫無保留地濃縮在本書中，萬分感謝日本鑽石社的中村明博責編沒有要求我表達獨斷的意見，單純以分享的心態陳述醫學知識。

更加貼近「健康與日常」

因為新冠疫情大爆發，確診後重症或不幸死亡的人有個共通點——他們都罹患了高血壓、糖尿病、肥胖、高脂血症等，日本生活歐美化急速增加的「生活習慣病」。

請各位再次檢視「自己的身體保養真的沒問題嗎？」，在人生百年的時代，我確信預防醫學對中高年族群是「必要的教養」。

人類是會「重蹈覆轍」的生物。

身體變差後，重新了解健康的可貴，身體變好馬上又忘了生病這回事。當然，那也是人之常情。因此，請將本書放在書架上，想到的時候拿出來翻閱。

「最近飲食生活不太規律，不改變一下不行……」

「健檢結果的那個數據好像不太妙……」

「是因為壓力嗎？總覺得身體不太舒服……」

或許會讓你有新的發現。本書若能讓你更加貼近「健康與日常」，對我來說是出乎意料的好事。最後，衷心期盼預防醫學能讓更多人延長健康預期壽命，在晚年時覺得自己「度過了美好的人生」。

註解出處與補充資料

欲了解文中的註解出處（※），請輸入以下網址瀏覽或下載ＰＤＦ檔案。

https://www.diamond.co.jp/go/pb/yobouigaku.pdf

本書未收錄的內容與補充、解說影片彙整成專屬網頁，請輸入以下網址瀏覽。

https://preventiveroom.co.jp/media/book/

50歲開始

☑ 胃鏡檢查（2～3年1次）、鋇劑攝影（1～3年1次）
☑ 糞便潛血檢查（每年）
☑ 大腸鏡檢查（10年1次）
☑ 帶狀皰疹疫苗

過了50歲，連接口腔至肛門的「消化道」的罹癌風險會提高，請接受糞便潛血、大腸鏡、胃鏡或鋇劑攝影的檢查。免疫功能下降容易罹患帶狀皰疹，請接種疫苗。

55歲開始

☑ 低劑量CT（重度吸菸者是每年）
☑ PSA篩檢（考慮PSA的優缺點再做選擇，55～69歲）

到了55歲，罹患肺癌、攝護腺癌的風險會提高，重度吸菸者透過低劑量CT達成肺癌的預防與早期發現。至於PSA篩檢，先了解「潛伏癌」等知識，再考慮是否接受篩檢。

65歲開始

☑ 腹部超音波檢查（65歲後的吸菸男性）
☑ 骨質疏鬆症篩檢（女性是65歲開始，男性是70歲開始）
☑ 肺炎鏈球菌疫苗（65歲開始，有宿疾者是60歲）

超過65歲成為高齡者後，因為血管或骨骼的長年劣化，罹患「主動脈瘤」或「骨質疏鬆症」的風險會提高。此外，肺炎鏈球菌是高齡者感染後可能致命的極危險細菌，請務必接種疫苗。

附錄資料

1

不同年齡應該做的事

※年齡只是參考，有時依個人的基礎疾病等狀況會有變化。

現在立刻做

- ☑ 幽門螺旋桿菌篩檢
- ☑ HPV疫苗（45歲前）
- ☑ 德國麻疹疫苗（昭和世代：1926～1989）

致癌原因的幽門螺旋桿菌、人類乳突病毒（HPV）可能會殘害身體，請盡早處理。此外，有些昭和世代的人沒有接種德國麻疹疫苗，男性在婚前務必接種。

40歲開始

- ☑ 肝炎病毒篩檢（1次）
- ☑ 乳房攝影（2年1次，若是緻密乳房，也請考慮乳腺超音波）
- ☑ 細胞學檢查（3年1次）、細胞學檢查＋HPV篩檢（5年1次）

在日本，40歲起可免費接受肝炎病毒篩檢，台灣是提供45～79歲的民眾（原住民提早至40歲）接受終身一次的B型、C型肝炎篩檢，請務必接受篩檢。女性相關癌症（乳癌、子宮頸癌）的罹癌風險也是自40歲起提高，請開始接受檢查。

4 胸部或肩膀有陣陣刺痛感

心肌梗塞不只是胸部，肩膀也會疼痛（這稱為輻射痛）。除了心臟所在的左肩，有時右肩也會痛，請務必留意。「按壓不會痛」、「扭轉身體，疼痛感不會變強」的時候，不是肌肉或骨骼，可能是內臟產生的疼痛，請盡速就醫。看診科別是「心血管科」，但請先至急救門診。

5 體重莫名減少

沒來由的體重減少可能是癌症所致，癌細胞是以宿主即人類的蛋白質或脂肪為能量成長，有時會導致宿主體重減輕。
此外，也可能是糖尿病。糖分進入體內會被「胰島素」轉化為能量活用，但糖尿病惡化，胰島素功能會下降。於是，分解肌肉或脂肪當作能量使用，所以體重會減少，「半年～一年內的體重減少5%」視為異常。請留意莫名的體重減少。

6 持續咳出帶血的痰

這可能是「肺癌」，癌細胞出現在支氣管附近會刺激支氣管，從支氣管出血，血液成分混入痰液咳出。平時有吸菸習慣或吸到二手菸的人，風險會提高。看診科別是「胸腔內科」。

7 睡覺時，身體流出的汗讓內衣褲濕透（心悸頻率增加）

汗量異常增加或心悸頻率增加，可能是提高活動力的甲狀腺激素分泌增加，請至內科或內分泌科就診。

附錄資料

2

40 歲以上
應該立刻就醫的「15 個症狀」

1 尿液的泡沫變細密，久久不消失。

這可能是尿蛋白增加所致，因為混了蛋白質的尿液會出現細密泡沫，如果發現「和平常不同的泡沫」就要留意。
腎臟是人體的回收中心，它會讓蛋白質不流入尿液，可是當腎臟發炎，變成腎衰竭的狀態時，「過濾」功能下降，蛋白質就會流入尿液。

2 血便持續一段時間

雖然可能是痔瘡，但若持續一段時間也可能是「大腸癌」或「腸炎」所致。請立刻至腸胃肝膽科就診。如果有血塊且大量出血，請盡速就醫。

3 像是被榔頭敲到的頭痛

這可能是「蜘蛛網膜下腔出血」，如果是從未感受過的劇烈頭痛，請叫救護車盡速就醫（就診請至「神經外科／腦外科」）。

糖上升變成「黏稠血」，為了稀釋血液，人腦會發出「去喝水！」的指令，所以變得容易口渴。這時候不可以喝含糖量高的飲料補充水分。口渴又喝運動飲料讓血糖上升，陷入最糟的負面循環。這種狀態稱為「寶特瓶症候群（軟性飲品酮症）」。此外，糖尿病惡化也會出現視力模糊、麻痺等症狀。

13 走路時，小腿會痛

走路時，小腿有被勒緊的疼痛感，休息片刻會恢復，但開始走路又痛起來。這時候，可能是腿部動脈硬化的「周邊動脈阻塞疾病」惡化所致。
肌肉活動時需要氧，運送氧氣的正是血液。腿部動脈硬化惡化，無法運送充足的血液，缺氧的腿部肌肉就會疼痛。若放任不管，血管會堵住侵害腿部。請盡早就診，看診科別是「心血管科」。

14 明顯的腿部水腫或單腳水腫

用手指按壓會凹陷，需要一段時間才會復原，或是肉眼就能看出的水腫，可能是「心衰竭」、「肝衰竭」、「腎衰竭」等疾病惡化所致。
用手指按壓10秒，如果超過40秒才恢復原狀，很可能是心衰竭。另外，單腳水腫可能是血栓或傳染病等疾病。水腫這個症狀無法判斷是哪個內臟導致，請先至內科就診。

15 輕輕碰撞就會瘀血

輕輕碰撞就會瘀血可能是白血病（血癌）。因為凝固血液的「血小板」變少，很容易就會瘀血。白血病的看診科別是血液（腫瘤）科，但請先至內科就診。

8 覺得意志消沉、提不起勁、沒食慾

這可能是甲狀腺或腎上腺激素分泌減少所致。
也可能是心理因素。請至內科或內分泌科就診。如果是女性，停經前後5年的10年更年期發生的「更年期障礙」也可能是原因。

9 聲音沙啞、發不出聲音

沒來由的聲音沙啞、發不出聲音可能是咽喉癌、喉癌所致。日本藝人淳君、單口相聲師立川談志等名人也是咽喉癌的受害者。經常吸菸、飲酒的人，風險會提高要特別留意。看診科別是耳鼻喉科。

10 突然變得易怒

突然變得易怒，性格轉變，可能是「失智症」。如果是「皮克氏病（額顳葉失智症）」的話，有時也會發生在40～50歲的壯年世代。人腦的「額葉」是控制感情的部分，當額葉萎縮會變得無法控制感情。若出現不同以往的明顯差異，請至神經內科或失智症門診諮詢。

11 尿流變細變慢，或是頻尿

這很有可能是攝護腺肥大，但也可能是攝護腺癌。攝護腺肥大或出現癌細胞會刺激周圍的膀胱或尿道，進而發出「去上廁所！」的指令。睡著後會起來上廁所超過2～3次，出現這樣的症狀請至泌尿科就診。

12 異常口渴，每天喝水約4公升

糖尿病惡化會變得異常口渴，尿液中的糖分變多會吸收水分，使得尿量增加。因此，身體必須攝取那些流失的水分，所以變得容易口渴。而且，血

也就是說，有以論文為基礎進行討論、解釋的過程。然而，忽視這樣的前提，在毫無論文佐證的情況下發表資訊的科學家（醫師）說的話不值得參考。
假如今後一般的醫療保健書也能著重於「是否引用論文」，帶動這樣的風潮，劣質的書籍應該就會被淘汰。

3 用「正確的醫學用語」搜尋

上網查醫療資訊的訣竅是「用正確的醫學用語搜尋」。

- 「腿部的動脈硬化」 周邊動脈阻塞疾病
- 「眼睛出現一閃一閃的光點」 恐光症、閃爍盲點

上述的狀態或症狀有專門的醫學用語，用那樣的醫學用語進行搜尋，可以增加資訊的可靠性。不過，大部分的人都不知道醫學用語，所以先查「〇〇（症狀）醫學用語」，確認正確的醫學用語。
雖然最後仍然要聽醫師的判斷，但站在醫師的立場，患者提升自己的健康素養，獲得正確的資訊，被問到「我查到這樣的資料，我是這種病嗎？」時，會覺得患者很棒。
接收流傳的資訊並非壞事，但自己積極獲取資訊比較不會聽信多餘的謠言。
就算是從電視節目或書籍獲得的資訊，也要抱持「這個說法真的正確嗎？」的懷疑態度，培養經常選擇取捨的習慣。

附錄資料

3

區分正確醫療資訊的「3 大訣竅」

① 了解「醫療資訊難以斷言」

醫療保健書經常出現「只要○○，血壓就會下降！」、「只要○○，病就會治好！」這種「斬釘截鐵」的表現方式。肯定的語氣比較好理解，也能讓讀者安心。相信許多醫師也覺得「能夠斷言的事，我也想肯定地說出口」。

可是，幾乎沒有「只要A，就會B！」這種完全一對一的醫療資訊。

例如，「具有降血壓效果」的論文提到巧克力，「有證據證實巧克力會降低血壓」、「可能降低血壓」、「可望獲得效果」這些是正確的表現方式。

不過，「吃巧克力，血壓就會下降！」這是錯誤的說法，因為有個人差異或其他因素，未必所有人的血壓都會下降。

② 選擇引用論文的醫療保健書

目前市面上的醫療保健書良莠不齊，當中有很棒的書，那些書的共通點是「有引用論文的記載」。

話雖如此，不代表「引用論文就是正確的書」。因為論文中有些是針對數十萬人的大規模研究，有些只針對20～30人進行觀察。根據研究方法、解釋方式，在醫師之間會產生意見分歧。

國家圖書館出版品預行編目資料

這樣預防，40歲以後不用跑醫院：日本名醫最強「預防醫學」聖經！74個不生病終極秘訣！／森勇磨著；連雪雅譯. -- 初版. -- 臺北市：平安文化有限公司, 2023.01
面；　公分. -- (平安叢書；第750種)(真健康；69)
譯自：40歳からの予防医学
ISBN 978-626-7181-47-8(平裝)

1.CST: 預防醫學 2.CST: 保健常識

412.5　　111020995

平安叢書第0750種
真健康 69

這樣預防，40歲以後不用跑醫院

日本名醫最強「預防醫學」聖經！74個不生病終極秘訣！

40歳からの予防医学

作　　者—森勇磨
譯　　者—連雪雅
發 行 人—平　雲
出版發行—平安文化有限公司
台北市敦化北路 120 巷 50 號
電話◎ 02-27168888
郵撥帳號◎ 18420815 號
皇冠出版社（香港）有限公司
香港銅鑼灣道 180 號百樂商業中心
19 字樓 1903 室
電話◎ 2529-1778　傳真◎ 2527-0904
總 編 輯—許婷婷
執行主編—平　靜
責任編輯—黃馨毅
美術設計—雨城藍設計事務所、黃鳳君
行銷企劃—鄭雅方
著作完成日期— 2021 年
初版一刷日期— 2023 年 1 月

讀者服務傳真專線◎ 02-27150507
電腦編號◎ 524069
ISBN ◎ 978-626-7181-47-8
Printed in Taiwan
本書定價◎新台幣 420 元 / 港幣 140 元